Marina Engler, Dr. Kai Nitschke

Gesetzliche Betreuung

Stiftung Warentest

Inhaltsverzeichnis

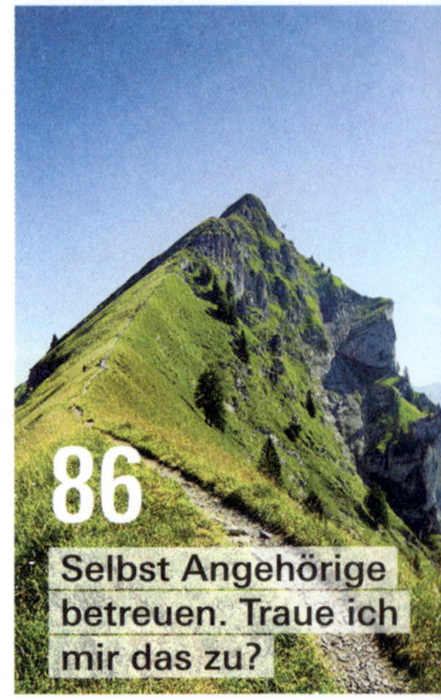

129
Unzufrieden? Wie Sie Änderungen durchsetzen können

57
Je nach Lebenslage: Betreuende haben vielfältige Aufgaben

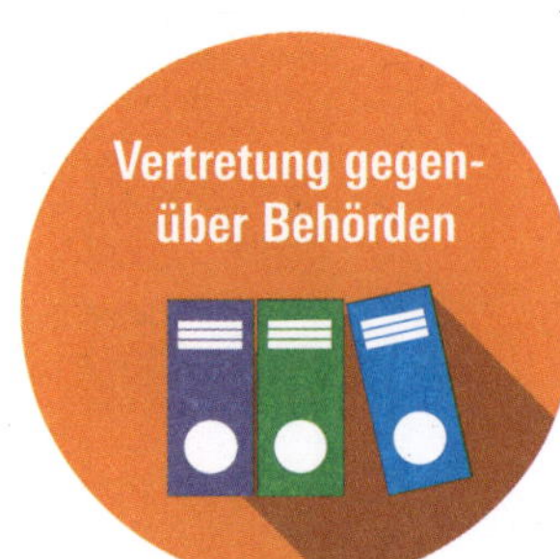

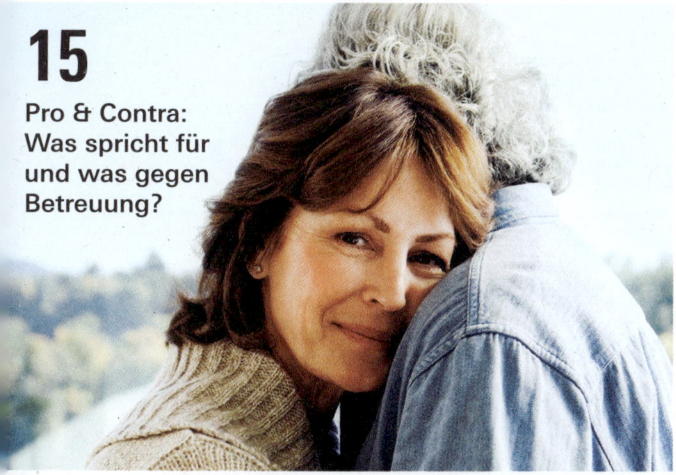

15

Pro & Contra: Was spricht für und was gegen Betreuung?

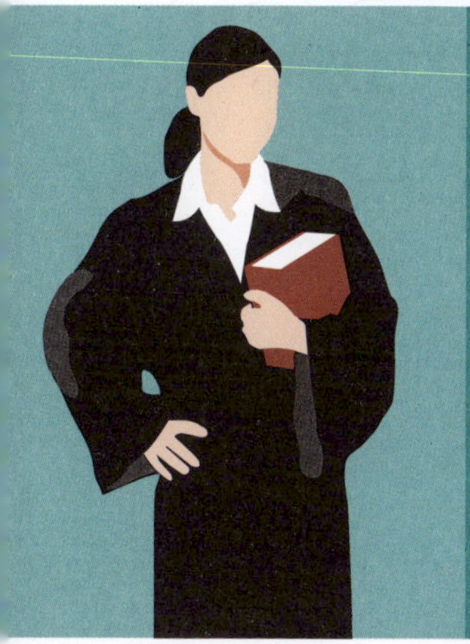

46

Eilentscheidung: Bei Notfällen reichen wenige Stunden aus

147

Alternativen: Andere Hilfen vor Ort

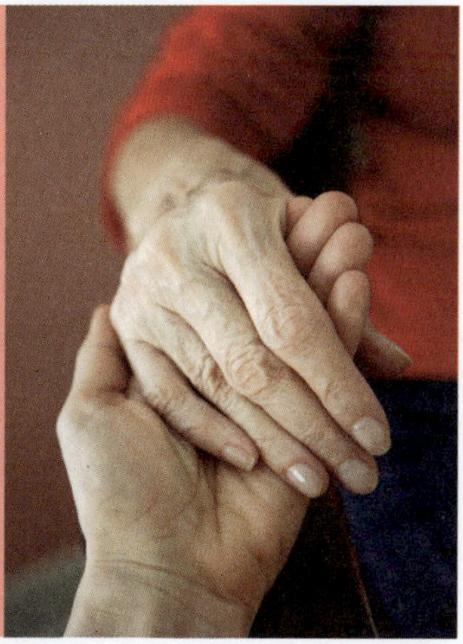

Was wollen Sie wissen?

Es kann viele Gründe haben, dass ein Mensch wichtige Lebensbereiche nicht mehr selbst organisieren kann – ob es Behördenangelegenheiten, die eigenen Finanzen oder Entscheidungen zu medizinischen Behandlungen sind. Dann gibt es Hilfe durch eine rechtliche Betreuung. Dieser Ratgeber erklärt praxisnah, wie Verwandte, Freunde und Ehrenamtliche eine betroffene Person betreuen können, welche Probleme häufig auftreten und wer beim Lösen hilft.

Für wen kommt rechtliche Betreuung infrage?

Anspruch auf rechtliche Betreuung haben in Deutschland all jene Menschen, die in mindestens einem Lebensbereich ihre rechtlichen Angelegenheiten nicht (mehr) allein erledigen können. Das sind häufig Menschen mit einer geistigen Behinderung oder Demenzerkrankung. Aber auch alterstypische Einschränkungen, eine chronische Krankheit wie Multiple Sklerose, ein Unfall oder eine akute Erkrankung wie Covid-19 können eine Betreuung erforderlich machen. Für jeden Menschen kann eine Betreuung irgendwann infrage kommen. Sie wird eingerichtet, wenn die betroffene Person das wünscht oder zumindest nicht ablehnt – und ein Gericht die Notwendigkeit bestätigt. Dann vertritt ein Betreuer oder eine Betreuerin die betroffene Person in den nötigen Lebensbereichen. Für welche Bereiche das möglich ist und was es bedeutet, erfahren Sie ab S. 10.

Welche Folgen hat eine rechtliche Betreuung?

Ein rechtlicher Betreuer oder eine rechtliche Betreuerin darf in den Lebensbereichen, die das Gericht erlaubt hat, jemanden offiziell vertreten. Das bedeutet, Sie dürfen beispielsweise mit Kranken- und Pflegekasse, Behörden und Rentenkasse, Banken und Versicherungen kommunizieren und Anträge stellen. Es bedeutet **nicht**, dass jemand entmündigt wird und nicht mehr selbst nachfragen darf. Als Betreuer oder Betreuerin müssen Sie bestimmte Aufgaben übernehmen und der betreuten Person zu ihrem Recht verhelfen. Nur wenn die Person sich selbst schädigen würde, weil sie ihre Handlungen und Konsequenzen daraus nicht mehr einschätzen kann, kann das Gericht einen Einwilligungsvorbehalt einrichten und damit ihre Befugnisse einschränken. Das bedeutet, dass die Betreuungsperson fortan ihre Einwilligung geben muss, bevor die betroffene Person größere Summen ausgeben darf. Details dazu lesen Sie ab S. 57.

Kann ich Betreuer oder Betreuerin werden?

Das Gesetz sieht vor, dass am besten Verwandte oder Freunde eine rechtliche Betreuung übernehmen, weil sie die Lebensumstände, Wünsche und Ängste der betroffenen Person kennen. Wenn Sie also die Betreuung für Ihren Partner oder Ihre Partnerin, Eltern, Geschwister, einen Freund oder eine Freundin übernehmen wollen und der- oder diejenige das auch möchte, dann ist das ideal. Es ist auch möglich, ehrenamtlich eine Betreuung für jemand Fremdes zu übernehmen. In allen Fällen haben Privatpersonen ein Anrecht auf Schulung und Beratung sowie Unterstützung während der Betreuung. Sie sind automatisch versichert und bekommen eine finanzielle Entschädigung. Nur wenn keine Privatperson infrage kommt, wird ein Berufsbetreuer bestellt. Details zu den Abläufen erfahren Sie im Kapitel „Selbst einen Menschen betreuen“ ab S. 85.

Wie treffen Betreuende Entscheidungen?

Betreuungspersonen müssen so handeln, wie es die betreute Person tun würde, wenn sie es noch könnte. Deren Wünsche und Vorstellungen sind entscheidend. Das bedeutet zum Beispiel, dass Sie niemandem einen gesünderen Lebensstil verordnen dürfen. Gegenüber dem Gericht haben Betreuungspersonen gewisse Pflichten. Sie müssen zum Beispiel am Anfang eine Übersichtsakte erstellen und regelmäßig berichten, wie die Betreuung läuft. Außerdem müssen sie für knifflige Entscheidungen eine Erlaubnis beim Gericht einholen, etwa wenn eine potenziell lebensgefährliche Operation ansteht. Details zu Rechten und Pflichten lesen Sie ab S. 90. Im Anhang finden Sie eine Liste der Aufgaben zu Beginn einer Betreuung und ein Musterformular für den Jahresbericht.

Wie kann ich gegen eine Betreuung vorgehen?

Es kommt vor, dass Angehörige den Eindruck haben, dass eine rechtliche Betreuung gar nicht nötig wäre. Allerdings ist es nicht so einfach, gegen eine Betreuung vorzugehen, weil das Gesetz Betroffene vor dem Eingriff Außenstehender schützt. Am ehesten Erfolg versprechend ist es daher, die betroffene Person zu fragen, ob sie zufrieden ist, und wenn nicht, sie zu ermuntern, beim Gericht einen Änderungsantrag zu stellen. Die betreute Person selbst hat nämlich jederzeit das Recht, die eigene Betreuung prüfen und, sofern möglich, ändern oder aufheben zu lassen.

Ist die betreute Person zufrieden oder kann sich nicht mehr selbst äußern, etwa weil sie im Koma liegt, können Angehörige und Freunde trotzdem den Kontakt zum Gericht suchen. Waren Sie schon am Betreuungsverfahren beteiligt, muss das Gericht Sie anhören. Auch als Unbeteiligte dürfen Sie Anregungen liefern. Mehr zu Ihren Möglichkeiten lesen Sie im Kapitel „Gegen eine Betreuung vorgehen" ab S. 129.

Was ist in einem Notfall zu tun?

Manchmal muss es sehr schnell gehen. Etwa wenn ein Mensch im Krankenhaus liegt, sich sein Gesundheitszustand plötzlich verschlechtert und die Frage im Raum steht, welche weiteren Maßnahmen ergriffen werden sollen. Wenn die betroffene Person sich nicht äußern kann und weder eine Vorsorgevollmacht noch eine Patientenverfügung vorliegt, muss das Krankenhaus sich schnell um eine rechtliche Betreuung bemühen, damit jemand eine Entscheidung treffen kann. Als nahe Verwandte können Sie sich dafür zur Verfügung stellen. Details dazu lesen Sie ab S. 46.

Ab dem 1. Januar 2023 gilt für Eheleute und eingetragene Lebenspartner eine wichtige Neuerung: Sie dürfen in Angelegenheiten der Gesundheitssorge auch ohne schriftliche Erlaubnis für Partner oder Partnerin entscheiden und haben ein Auskunftsrecht. Dieses neue Auskunfts- und Entscheidungsrecht gilt aber nicht für erwachsene Kinder. Welche Optionen Ihnen eine Vorsorgevollmacht bietet, lesen Sie ausführlich ab S. 154.

Was ist neu im Betreuungsrecht?

Nicht nur das Ehegattenvertretungsrecht (siehe vorherige Frage), sondern auch einige andere wichtige Vorschriften im Betreuungsrecht wurden geändert und treten am 1. Januar 2023 in Kraft. Alles, was in diesem Ratgeber beschrieben ist, bezieht sich auf die neuen Regelungen. Sofern in 2022 noch andere Regelungen gelten, wird an entsprechender Stelle darauf hingewiesen. Kurz zusammengefasst lässt sich sagen: Auf die Wünsche der betreuten Person soll zukünftig noch besser eingegangen werden, die Berichtspflichten für private Betreuerinnen und Betreuer wurden vereinfacht. Zudem haben Angehörige und Vertrauenspersonen des betreuten Menschen künftig mehr Auskunftsrechte.

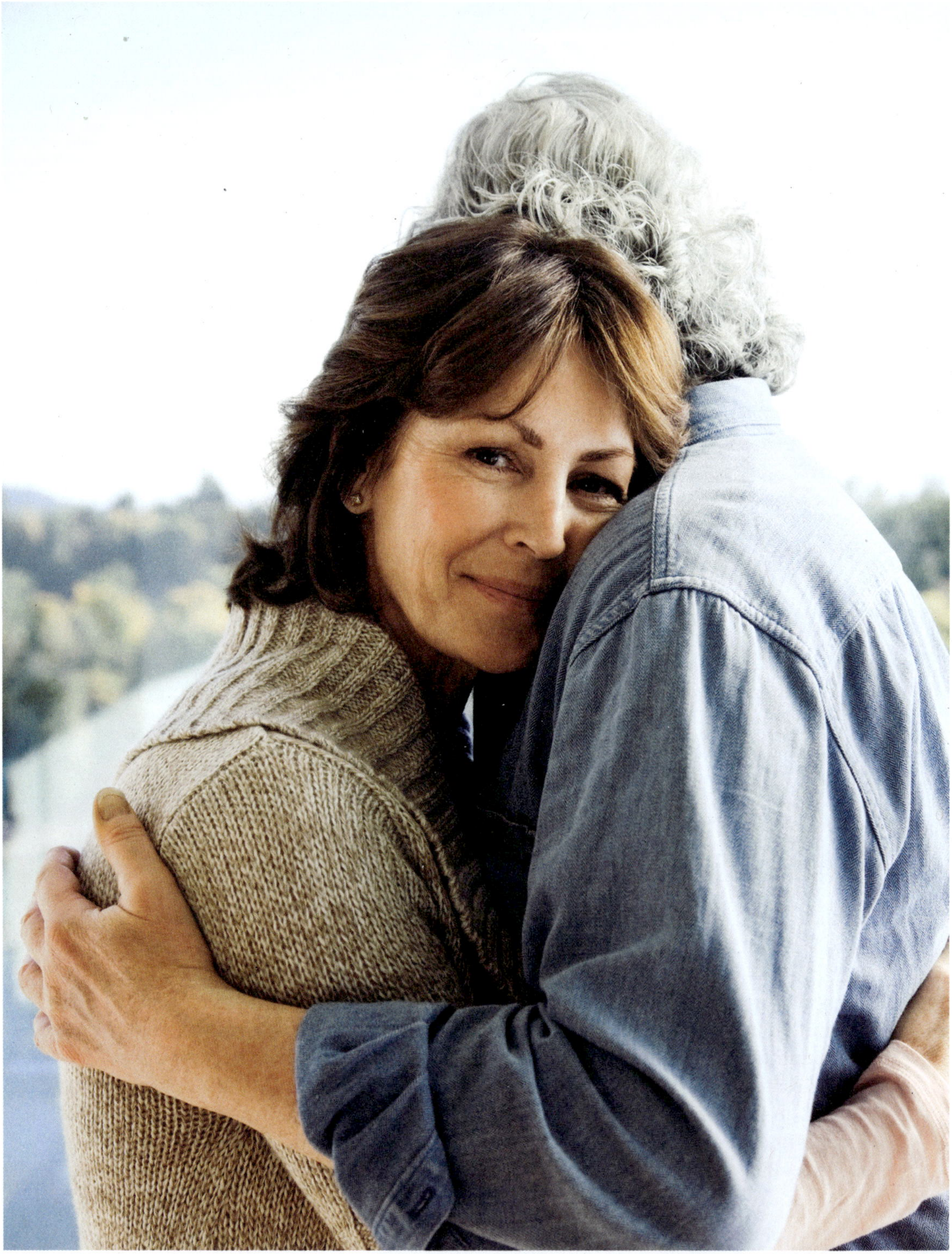

Wann ist eine Betreuung sinnvoll?

Ob eine rechtliche Betreuung eingerichtet wird, ist eine Einzelfallentscheidung. Die Betreuung kann für Betroffene und Angehörige Vor- und Nachteile haben. Mit Vollmachten und Verfügungen können Sie Einfluss nehmen.

Jeder Mensch kann in die Situation geraten, dass er rechtliche Angelegenheiten wie Anträge, Finanzen oder gesundheitliche Entscheidungen akut oder dauerhaft nicht selbst organisieren kann. Dann ist eine rechtliche Vertretung nötig. Das Verfahren ist unter anderem im Bürgerlichen Gesetzbuch (BGB) festgelegt.

Eine gesetzliche Betreuung wird nur eingerichtet, wenn sie notwendig ist und praktische Hilfen wie eine Haushaltshilfe oder Pflegeleistungen nicht ausreichen. Wie viele Menschen das betrifft, wird nicht erfasst. Erhebungen gehen von etwa 1,25 Millionen Personen in Deutschland aus (Stand: 2017). Das klingt erst mal nicht viel, doch die Fluktuation ist hoch. Denn einige haben nur für ein paar Monate lang eine gesetzliche Betreuung. Schätzungen gehen davon aus, dass etwa jede vierte Person irgendwann im Leben rechtliche Betreuung braucht. Über die Notwendigkeit entscheidet das Betreuungsgericht, das am örtlichen Amtsgericht angesiedelt ist. Das Ziel ist immer die bestmögliche Unterstützung der betroffenen Person, niemals ihre Entmündigung.

Wann bekommt man eine rechtliche Betreuung?

Wer sich um seine rechtlichen Angelegenheiten nicht (mehr) selbst kümmern kann, darf sich durch eine Betreuungsperson vertreten lassen – vorübergehend oder dauerhaft.

Es gibt viele verschiedene Gründe, warum sich jemand nicht mehr um die eigenen rechtlichen Angelegenheiten kümmern kann. Die meisten denken zunächst an Menschen mit einer geistigen Behinderung oder einer Demenz. Tatsächlich kümmern sich rechtliche Betreuungspersonen manchmal für solche Betroffenen um alle wichtigen Lebensbereiche, manchmal auch nur um bestimmte Dinge wie etwa den Kontakt zu Behörden und die Anträge bei der Krankenkasse.

Doch dies ist nur ein Teil der Wahrheit. Viele Menschen mit einer geistigen Einschränkung haben keine Betreuung. Und immer mehr Betreuungspersonen vertreten Menschen mit ganz anderen Leiden. Denn auch alterstypische Einschränkungen, eine chronische Krankheit wie Multiple Sklerose, ein plötzlicher Unfall oder eine akute Erkrankung wie Covid-19 können eine rechtliche Betreuung nötig machen.

Entscheidend ist grundsätzlich, dass die betroffene Person bestimmte Dinge nicht mehr selbst organisieren kann und eine Betreuung wünscht oder zumindest nicht ablehnt. Zu den häufigen Lebensbereichen, für die ein Betreuer oder eine Betreuerin eingesetzt werden, gehören

- die Kommunikation mit Behörden, Ämtern und Versicherungen,
- das Kümmern um die Finanzen, etwa Alltagsgeschäfte, Vermögensverwaltung und Steuererklärung,
- das Organisieren von und Einwilligen in Untersuchungen und medizinische Behandlungen, auch Reha-Maßnahmen,
- die Verwaltung der Wohnung, des Hauses oder Pflegeheimplatzes sowie
- das Bearbeiten der Post, inklusive Begleichen von Rechnungen und Ablehnen ungerechtfertigter Zahlungsaufforderungen.

Rechtliche Betreuerinnen und Betreuer dürfen sich immer nur um die Lebensbereiche kümmern, die die betroffene Person nicht allein erledigen kann. Um das festzustellen, gibt es klare gesetzliche Regeln. Besonders wichtig sind die folgenden Punkte:

- Die Wünsche der Betreuten müssen stets so gut wie möglich erfüllt werden.

- Eine Betreuung darf nie gegen den ausdrücklichen freien Willen angeordnet werden!
- Die betreute Person kann jederzeit die Aufhebung der Betreuung oder Änderungen beantragen, und das Gericht muss die Möglichkeiten dazu prüfen.

Übrigens: Der juristische Fachbegriff lautet „rechtliche Betreuung". In diesem Ratgeber verwenden wir weitere Formulierungen wie „gesetzliche Betreuung", „rechtliche Vertretung", „gesetzliche Vertretung" synonym.

Regeln im Betreuungsrecht

Das Betreuungsrecht bezieht sich ausschließlich auf Erwachsene. Damit eine Betreuungsperson bestellt werden kann, muss es ein sogenanntes Fürsorgebedürfnis geben. Das bedeutet, dass sich eine volljährige Person wegen einer Krankheit, einer Behinderung oder besonderen Lebensumständen nicht im erforderlichen Maße um manche oder alle eigenen rechtlichen Angelegenheiten kümmern kann. In der Neufassung des BGB, die ab 2023 gilt, sind keine bestimmten Umstände mehr definiert. Jeder Mensch soll individuell begutachtet werden.

Eine rechtliche Betreuung kann vorübergehend oder auf Dauer eingerichtet werden. „Auf Dauer" heißt, dass spätestens nach sieben Jahren erneut geprüft wird, ob die Betreuung noch notwendig ist. Sie kommt für Menschen mit geistigen Behinderungen oder chronischen Krankheiten infrage, bei denen davon ausgegangen wird, dass ihre Lebenssituation ungefähr gleich bleibt.

Alternativ ist auch eine vorübergehende Einrichtung für nur einige Monate möglich. Diese kommt beispielsweise infrage, wenn jemand auf der Intensivstation behandelt wird, aber gute Chancen bestehen, dass die betroffene Person wieder gesund wird.

→ Persönliche Anhörung

Eine rechtliche Betreuung ist ein massiver Eingriff in die Persönlichkeitsrechte. Eine Betreuerin oder ein Betreuer darf deshalb nur bestellt werden, wenn es verhältnismäßig ist. Die Entscheidung muss geeignet, erforderlich und angemessen sein. Um das einzuschätzen, muss der betroffene Mensch – sofern möglich – immer persönlich angehört werden. Lediglich wenn jemand beispielsweise im Koma liegt und sich nicht äußern kann, darf darauf verzichtet werden. Aber auch dann ist der zuständige Richter oder die Richterin verpflichtet, sich einen persönlichen Eindruck zu verschaffen, zum Beispiel durch einen Besuch im Krankenhaus.

Einer rechtlichen Betreuung geht immer ein Verfahren an einem Betreuungsgericht voraus. Der zuständige Richter oder die zuständige Richterin ist verpflichtet, zum Wohle der potenziell Betreuten zu entscheiden. Das Gericht kann aktiv werden, wenn

1. jemand für sich selbst um eine Betreuung bittet oder
2. jemand darauf hinweist, dass eine Betreuung für eine andere Person nötig sein könnte.

Eine Betreuung anregen, wie es juristisch korrekt heißt, kann prinzipiell jeder. Man muss dafür nicht verwandt oder vom Fach sein. So soll sichergestellt werden, dass beispielsweise auch Nachbarn, die häufig einen besonders engen Bezug im Alltag zueinander haben, eine Betreuung anregen können, um Hilfe zu ermöglichen. Weitere Details erfahren Sie in Kapitel 2 ab S. 29.

Einrichtung einer Betreuung

Wenn ein Betreuungsgericht einen Hinweis erhält, dass jemand eventuell eine rechtliche Betreuung braucht, muss es den Fall prüfen. Die betroffene Person muss angehört werden, bei Bedarf auch im eigenen Zuhause, damit die zuständige Richterin oder der Richter sich einen eigenen Eindruck verschaffen kann. Außerdem muss die betroffene Person darüber aufgeklärt werden, wie das Betreuungsverfahren abläuft und was genau eine Betreuung für ihr Leben bedeuten würde. Behörden, Ärzte, Angehörige oder andere nahestehende Personen können außerdem befragt werden, wie ihre Einschätzung ist. Auch ein Sachverständigengutachten ist möglich und in bestimmten Fällen sogar vorgeschrieben.

Die Wahl der Betreuungsperson

Bestätigt das Betreuungsgericht, dass eine rechtliche Betreuung nötig ist, wird ein Betreuer oder eine Betreuerin ausgewählt. Hat die zu betreuende Person einen konkreten Wunsch, wird dieser erfüllt, sofern nichts dagegenspricht. Ein Ablehnungsgrund wäre beispielsweise, wenn die Wunschperson vorbestraft ist oder kaum Deutsch spricht. Oder wenn sie die Betreuung nicht übernehmen möchte. In der Regel wird den Wünschen nach einer bestimmten Person aber entsprochen. Auch mehrere Betreuerinnen und Betreuer, die sich die Arbeit aufteilen, sind möglich. Mehr dazu ab S. 30.

Jede und jeder Erwachsene ist in Deutschland für sich selbst verantwortlich. Wer Hilfe braucht, muss sie sich selbst suchen und organisieren. Das Betreuungsrecht ist dementsprechend „nur“ als eine Art letztes Sicherheitsnetz zu verstehen. Dieses Netz können aber auch Außenstehende aufspannen. Falls Sie eine Betreuung für jemanden anregen möchten, finden Sie ein Musterschreiben dafür in Kapitel 3 ab S. 74.

Gibt es keine Wunschperson, soll das Gericht sich, wenn möglich, immer für jemanden aus dem näheren Umfeld der Betroffenen entscheiden. Denn der Gesetzgeber geht davon aus, dass jemand, der einen anderen Menschen gut kennt und mag, auch dessen Wünsche umsetzen kann – egal, ob es um medizinische Entscheidungen, Geldanlage oder Behördenanträge geht.

Steht niemand aus der Familie, kein guter Freund und keine liebe Nachbarin zur Verfügung, ist die zweite Wahl eine fremde ehrenamtliche Betreuungsperson. Betreuungsvereine beraten und unterstützen Privatpersonen, die eine ehrenamtliche Betreuung für eine ihnen fremde oder nur entfernt bekannte Person übernehmen wollen. Im Laufe der Zeit entwickelt sich meist ein gutes Vertrauensverhältnis. Da ehrenamtliche Betreuerinnen und Betreuer – egal ob verwandt oder nicht – nur eine geringe Aufwandsentschädigung erhalten, ist dieser Weg für die betreute Person auch finanziell eine gute Option.

Nur wenn keine Privatperson infrage kommt oder die Betroffenen sich das explizit wünschen, darf das Gericht einen Berufsbetreuer oder eine -betreuerin bestellen. Auch bei komplizierten Lebensumständen kann das angeraten sein. Beruflich Betreuende müssen eine passende Ausbildung haben und werden je nach Erfahrung und Vermögen der betroffenen Person nach einer gesetzlich festgelegten Honorartabelle bezahlt. Details dazu lesen Sie ab S. 30.

Gut zu wissen

Eine rechtliche Betreuung ist nicht nötig, wenn Ihr Angehöriger oder Ihre Angehörige lediglich konkrete Hilfe braucht, wie etwa Pflegeleistungen oder eine Haushaltshilfe. Nur wenn sie oder er es nicht schafft, sich diese Hilfe auch zu organisieren, kann ein Betreuungsverfahren angeregt werden. Das Gericht richtet dann vielleicht auch nur eine vorübergehende Betreuung ein: Die Betreuungsperson übernimmt etwa die nötige Kommunikation mit der Pflegekasse und schließt einen Vertrag mit einer Haushaltshilfe ab. Sobald das erledigt ist, kann die Betreuung wieder aufgehoben werden. Ist weiterhin Hilfe nötig, etwa um Rechnungen abzuarbeiten oder die Kommunikation mit Ämtern, Versicherungen und Behörden zu gewährleisten, kann die Betreuung bestehen bleiben.

Die Betreuung im Alltag

Im Alltag sieht die Betreuung so aus, dass die Betreuungsperson regelmäßig bei dem betroffenen Menschen vorbeikommt und sich um die ihr zugewiesenen Lebensbereiche kümmert. Was das konkret bedeutet, hängt vom Einzelfall ab.

3 WICHTIGE EIGENSCHAFTEN

Ehrenamtliche Betreuungspersonen sollten sich durch die drei folgenden Eigenschaften auszeichnen.

1 Kommunikationsfreude Als Betreuer oder Betreuerin stehen Sie in häufigem Austausch mit der betreuten Person und ihren Angehörigen. Sie sollten Spaß am Gespräch haben und sich auch nonverbal verständigen können.

2 Einfühlungsvermögen Einige Betreute können selbst nicht (mehr) klar kommunizieren, sind manchmal verwirrt oder geistig abwesend. Geduldiges Einfühlen und Zuhören sind wichtig für einen wertschätzenden Umgang.

3 Organisationstalent Betreuende sollen häufig die Kommunikation mit Behörden übernehmen. Gute Organisation und Kenntnisse der deutschen Bürokratielandschaft sind äußerst hilfreich. Wenn sie nicht weiterkommen, sollten Betreuende sich auch selbst Rat und Hilfe holen.

Die Tochter, die eine Betreuung übernimmt, wird häufiger nach dem Rechten sehen und auch mehr Kleinigkeiten erledigen als ein Berufsbetreuer, der sich ausschließlich um die gerichtlich erlaubten Aufgaben kümmert. Wenn jemand auf der Intensivstation beatmet wird, hat die Betreuungsperson andere Aufgaben, als wenn der betreute Mensch zu Hause wohnt und Hilfe bei Anträgen braucht. Details zu den einzelnen Lebensbereichen – juristisch: Aufgabenkreisen – und den dazugehörigen Aufgaben, die eine Betreuungsperson übernehmen muss, liefert Kapitel 3 (S. 57).

Unabhängig von ihren konkreten Aufgaben sollen Betreuungspersonen ihre Arbeit stets am Wohl des betreuten Menschen orientieren. Das bedeutet, sie müssen laut Gesetz

- sich am Anfang der Betreuung einen Überblick über die Lebensumstände verschaffen (und diese dem Gericht mitteilen),
- die betroffene Person nach ihren Wünschen befragen,
- über alle wichtigen Entscheidungen mit ihr sprechen,
- ihre Selbstständigkeit und Eigenverantwortung fördern,
- Lösungen für ihre Probleme finden,
- sich im Bedarfsfall selbst Hilfe bei der Bewältigung von Schwierigkeiten suchen sowie
- in einem regelmäßigen persönlichen Kontakt zu ihr stehen.

Vor- und Nachteile

Die rechtliche Betreuung ist ein gesetzlich festgelegtes Verfahren. Je nach Lebenslage und Vorlieben kann es für Betroffene und Angehörige sowohl Vor- als auch Nachteile haben.

Das Betreuungsverfahren soll sicherstellen, dass jede Person einen gesetzlichen Vertreter oder eine Vertreterin bekommen kann, wenn es nötig wird. Die meisten Betroffenen sind überrascht, wie kompliziert und detailliert die Regeln dafür sind. Hintergrund ist das deutsche Recht auf freie Entfaltung: Jeder Mensch soll sein Leben nach den eigenen Wünschen gestalten können.

Das gilt auch, wenn man nicht mehr alles selbst erledigen kann. Dementsprechend umfassend ist geregelt, was alles zu beachten ist, um den Wünschen einer betreuten Person so gut wie möglich zu entsprechen, und inwiefern Betreuende sich über deren Willen hinwegsetzen dürfen, wenn es der Sicherheit dient. Die Details haben in der praktischen Umsetzung ihre Vor- und Nachteile. Nicht immer sind diese ganz klar voneinander abgrenzbar. Vieles hängt von der individuellen Situation ab.

Vorteile einer Betreuung

Eine rechtliche Betreuung wird nur dann eingerichtet, wenn das zuständige Betreuungsgericht die Notwendigkeit bestätigt. Mit diesem Gedanken fühlen sich viele Menschen wohl, weil sie wissen, dass sie so lange ganz allein entscheiden können, wie es noch geht. Wohl auch aus diesem Grund sind lediglich 4,7 Millionen Vorsorgevollmachten, in denen man selbst eine gesetzliche Vertretung bestimmen und somit das Betreuungsverfahren umgehen kann, beim Zentralen Vorsorgeregister hinterlegt (Stand: 2020).

Das Betreuungsgericht kontrolliert und unterstützt außerdem die Arbeit jedes Betreuers und jeder Betreuerin. Berufsbetreuer und fremde ehrenamtliche Betreuungspersonen müssen ihre Arbeit und die Geldverwendung deutlich häufiger und genauer nachweisen als enge Familienangehörige, die eine rechtliche Betreuung übernehmen. Dadurch können die Gerichte transparent nachvollziehen, wie die Betreuenden das ihnen anvertraute Vermögen verwalten.

Gleiches gilt für das Thema Gesundheit. Riskante gesundheitliche Entscheidungen müssen bei einer rechtlichen Betreuung vom Gericht vorher geprüft und genehmigt werden. Das ist gesetzlich genau festgelegt. Somit bekommen die Betreuungspersonen auch Unterstützung bei schwierigen Entscheidungen. Außerdem können schwere

Strafen verhängt werden, falls eine Betreuungsperson gegen den Willen eines betreuten Menschen entscheiden sollte.

Zusammenfassend lässt sich sagen: Bei einer gesetzlichen Betreuung schauen immer mehrere Personen auf das Wohl des betreuten Menschen – und mindestens eine davon muss als Richter oder Richterin neutral entscheiden.

Nachteile einer Betreuung

Eine rechtliche Betreuung kann allerdings auch Nachteile haben. Denn ein neutraler Richter oder eine fremde Betreuerin kennen die persönliche Geschichte, Vorlieben und Abneigungen einer betreuten Person naturgemäß nicht so gut wie nahe Verwandte oder enge Freundinnen. Wird ein ehrenamtlicher oder ein beruflicher Betreuer bestimmt, kann es also trotz bester Absichten passieren, dass Entscheidungen getroffen werden, die die betreute Person eigentlich anders gewollt hätte. Manchen missfällt dieser Gedanke, dass „der Staat" eine so hohe Entscheidungsgewalt erhält.

Außerdem ist eine rechtliche Betreuung mit Kosten verbunden. Das Betreuungsgericht erhebt eine Jahresgebühr für die Führung der Betreuung, die Betreuenden selbst erhalten ebenfalls Pauschalen. Alle Kosten sind gesetzlich festgelegt und an die Höhe des Vermögens gekoppelt. So soll sich im Bedarfsfall jeder Mensch eine Betreuungsperson leisten können. Nur wer wenig Vermögen besitzt, muss grundsätzlich nichts bezahlen. Dann übernimmt der Staat sämtliche Kosten der Betreuung. Weitere Details zu den Kosten ab S. 48.

Gut zu wissen

Ob und wie viel Ihre Angehörige oder Ihr Angehöriger für die Betreuung bezahlen muss, hängt maßgeblich von ihrem oder seinem Vermögen ab. Außerdem ist entscheidend, ob eine ehrenamtliche oder eine berufliche Betreuungsperson die Arbeit übernimmt. Die Maximalkosten für Menschen mit hohem Vermögen betragen zu Beginn der Betreuung zwischen 486 und 516 Euro pro Monat für eine erfahrene berufliche Betreuungsperson. Je länger die Betreuung dauert, desto stärker sinken die Pauschalen. Für private Betreuende ist grundsätzlich nur eine Aufwandsentschädigung in Höhe von 425 Euro pro Jahr (ab 2023; vorher: 400 Euro) vorgesehen.

Zu guter Letzt erhalten die zuständigen Behörden und das Gericht grundsätzlich Einblick in die Vermögenssituation der Betroffenen. Wird eine Betreuung eingerichtet, muss der Betreuer oder die Betreuerin sich einen Überblick über das Vermögen der betreuten Person verschaffen und es an das Gericht melden. Anhand dessen werden die laufenden Kosten ermittelt. Außerdem ist das die Basis, um sicherzustellen, dass kein Geld verschwindet. Es sind also nachvollziehbare Gründe, die die Betreuten auch vor Missbrauch schützen sollen. Dennoch sehen es viele Menschen kritisch, ihre Finanzen offenlegen zu müssen.

Es kommt darauf an

Neben klaren Vor- und Nachteilen gibt es noch einige Punkte im Betreuungsrecht, die manche als positiv und andere als negativ ansehen. Dazu gehört insbesondere die Tatsache, dass Angehörige nur wenige eigene Rechte und Befugnisse im Betreuungsrecht besitzen (siehe Kasten rechts).

Dies kann Fluch oder Segen sein – insbesondere in Familien, in denen sich mehrere Geschwister uneinig sind, was das Beste für Mutter oder Vater ist. Hier gibt es enormes Konfliktpotenzial, das sich entweder noch verstärken kann, wenn einem der Kinder die rechtliche Betreuung zugesprochen wird und die anderen plötzlich außen vor sind, oder entspannt werden kann, wenn eine externe Betreuungsperson die Arbeit übernimmt und vermittelt.

Gut zu wissen

Sie werden zwar als Angehörige oder anderweitige Vertrauenspersonen nach Ihrer Meinung gefragt, haben aber in der Regel kein Mitentscheidungsrecht, wenn für eine nahestehende Person eine rechtliche Betreuung eingerichtet wird. Auch nahe Familienmitglieder dürfen nicht einfach so Akten einsehen oder die Betreuungsperson kontrollieren. Denn damit würden Sie eine Machtposition bekommen, die das Gesetz nicht gestattet. Nur in spezifischen Fällen haben Angehörige eigene Rechte, und zwar, wenn sie offiziell „Beteiligte am Verfahren“ sind oder wenn es klare Hinweise gibt, dass eine Betreuungsperson gegen die Gesetze verstößt. Ob und wie Sie sich als Vertrauensperson frühzeitig offiziell am Betreuungsverfahren beteiligen können, erfahren Sie unter „Das Betreuungsverfahren“ ab S. 35.

Wenn es ein hohes Vermögen zu verwalten gibt, kommt es ebenfalls auf die individuelle Situation an, ob man das Betreuungsrecht als positiv oder negativ empfindet. Praktisch ist, dass sich im Idealfall ein Profi um die Geldangelegenheiten kümmern kann, wenn niemand aus der Familie oder dem Freundeskreis sich damit auskennt oder Zeit hat. Der Nachteil ist, dass dadurch womöglich hohe Pauschalen an eine rechtliche Betreuungsperson abfließen, die diese Arbeit übernimmt. Ob Sie das als negativ empfinden, ist auch Einstellungssache.

Vor- oder Nachteil? Das liegt oft im Auge des Betrachters.

Es gibt viele weitere Lebenslagen, in denen eine rechtliche Betreuung als positiv oder als negativ wahrgenommen werden kann. Eine schwierige gesundheitliche Situation zum Beispiel kann dazu führen, dass Angehörige sich gerne selbst kümmern möchten. Oder dazu, dass sie die Arbeit lieber abgeben wollen, um die gemeinsame Zeit wirklich genießen zu können. Eine große oder verstreut lebende Familie kann hilfreich sein, weil sich alle um je einen kleinen Part kümmern können. Es kann aber auch Schwierigkeiten geben, wenn sich nur eine Tochter engagiert kümmert und alle anderen nichts tun, weil sie so weit weg wohnen. Es kann total nützlich sein, wenn Schwiegertochter oder -sohn eine medizinische oder juristische Ausbildung hat und sich einschaltet. Es kann aber auch den Rest der Familie nerven, weil ein Mensch immer alles besser weiß.

So oder so lohnt sich die Auseinandersetzung mit dem Thema, um zu entscheiden, ob eine rechtliche Betreuung gut wäre, wer sie übernehmen könnte und was das für alle Beteiligten bedeuten würde. Inwiefern die Vor- oder Nachteile für die einzelnen Beteiligten überwiegen, lässt sich dann erst wirklich einschätzen. Neben Ratgebern wie diesem kann auch ein Gespräch mit Betroffenen oder Mitarbeiterinnen und Mitarbeitern eines Betreuungsvereins für die Entscheidungsfindung hilfreich sein (siehe Infokasten unten).

Lassen Sie sich bei einem Betreuungsverein beraten. Das geht vor Ort oder online. Dann können Sie allgemeine und individuelle Fragen klären. Viele Vereine bieten ihre Beratungen auch für Interessierte an, die noch keine Betreuung übernommen haben, es sich aber vorstellen können. Auch Beratungen zu Vollmachten und Patientenverfügungen sind möglich. Einen Betreuungsverein in Ihrer Nähe finden Sie online, indem Sie „Betreuungsverein + Wohnort“ in eine Suchmaschine eingeben.

Was dürfen Betreute selbst entscheiden?

Rechtliche Betreuung ist keine Entmündigung! Sofern keine speziellen Umstände vorliegen, dürfen Betreute weiter alles entscheiden, was sie betrifft.

Rechtliche Betreuungspersonen werden manchmal auch als gesetzliche Vertreterinnen und Vertreter bezeichnet. Das umschreibt ihre Funktion sehr gut: Sie vertreten den betreuten Menschen. Aber dieser darf weiterhin alles entscheiden, was sein Leben betrifft, solange er die Konsequenzen seiner Entscheidungen realistisch einschätzen kann und sich selbst keine schweren Schäden zufügt. Im konkreten Einzelfall ist allerdings manchmal schwer zu erkennen, wo die Grenze liegt.

Grundsätzlich hat jeder Mensch in Deutschland das Recht, unvernünftig zu sein. Man darf sich ungesund ernähren, wenig bewegen, legale Drogen nehmen, empfohlene Impfungen oder medizinische Behandlungen ablehnen und frei entscheiden, wofür man sein Geld ausgibt. All das gilt auch für betreute Personen. Und für Menschen, um die sich ihre Angehörigen Sorgen machen, die aber jede Hilfe ablehnen. Wenn diese wissen, worauf sie sich einlassen, dann dürfen sie das.

Anders sieht es aus, wenn ein Mensch aufgrund einer Erkrankung oder Behinderung zwar glaubt, sein Leben im Griff zu haben, aber bestimmte Konsequenzen nicht einschätzen kann. Hier haben das Gericht und die (zukünftige) Betreuungsperson das Recht und die Pflicht, diesen Menschen vor Schäden zu bewahren. Es gibt zwei Optionen, eine Person ohne ihre Zustimmung oder sogar gegen ihren Willen „zu ihrem Glück zu zwingen“: Einwilligungsvorbehalt und Zwangsmaßnahme. Weiteres dazu lesen Sie auf S. 61 und S. 78.

Freie Entscheidung

Jeder erwachsene Mensch in Deutschland gilt als geschäfts- und entscheidungsfähig. Er darf also für sich Verträge abschließen und sein Leben so führen, wie er will. Die Ausnahme: Ein Gericht legt nach eingehender Prüfung der Lage etwas anderes fest. Die Bedingungen dafür sind aber – auch aufgrund des deutschen Erbes der Nazizeit – sehr streng. Weder bestimmte Krankheiten noch Behinderungen oder eine Sucht sind per se ein Grund für eine rechtliche Betreuung oder eine Einschränkung. Auch wenn Angehörige darum bitten, weil eine Einschränkung gut für die betroffene Person wäre, reicht das allein nicht aus – selbst wenn es nachvollziehbar ist. Es kommt auf die Situation an. Außerdem ist für jede Einschränkung mindestens ein medizinisches Gutachten nötig. Hier zwei Beispiele.

Beispiel 1: Peter hat nach einem Schlaganfall eine Reha-Behandlung mitgemacht und vieles wieder erlernt. Die Funktionsausfälle seines Gehirns sind vergleichsweise gering. Auffällig ist, dass er deutlich langsamer läuft als früher und undeutlich spricht, wenn er müde wird. Da er sich aber in der Regel verständlich äußern und sinnvolle eigene Entscheidungen treffen kann, ist nicht unbedingt eine rechtliche Betreuung nötig. Eine Vorsorgevollmacht hat und möchte Peter nicht. Nun gibt es zwei Varianten:

Wenn Peter mit bestimmten Abläufen, etwa der Kommunikation mit der Kranken- und Pflegekasse, überfordert ist, kann er selbst beim Gericht eine Betreuung beantragen. Wenn sie zustimmt, kann zum Beispiel seine Partnerin die Betreuung übernehmen.

Wenn Peter keine Betreuung will, kann niemand von außen eine solche erzwingen. Auch dann nicht, wenn etwa der Sohn den Eindruck hat, dass sein Vater sich mit der Bürokratie übernimmt und deshalb ein erneuter Schlaganfall zu befürchten ist. Sofern Peter diese Gefahr selbst erkennen und einschätzen kann, ist es sein Recht, dieses Risiko einzugehen.

Erzwungene Einschränkungen

Anders sieht es aus, wenn ein medizinisches Gutachten bestätigt, dass jemand aufgrund einer Erkrankung bestimmte Situationen aktuell nicht korrekt einschätzen kann. Wenn also eine sinnvolle Willens- und Entscheidungsbildung nicht möglich ist, dann dürfen Betroffene vor sich selbst geschützt werden.

Beispiel 2: Gisela leidet aufgrund einer Psychose unter Verfolgungswahn. In ihrem Gehirn sind Bereiche falsch verschaltet, sodass sie regelmäßig Angstschübe hat. Sie kann mit Medikamenten und einer Psychotherapie gut behandelt werden, doch es braucht Zeit, bis eine dauerhafte Verbesserung eintritt. Eine rechtliche Betreuung ist nötig, da Gisela in bestimmten Phasen keine sinnvollen Entscheidungen treffen kann.

Wenn Gisela das selbst erkennt, kann sie eine Betreuung erbitten und beispielsweise eine gute Freundin als Betreuerin vorschlagen. Sollte Gisela das nicht erkennen, wäre es mit einem entsprechenden Gutachten auch möglich, eine Betreuung gegen ihren Willen einzurichten, sofern die Gefahr besteht, dass sie sich selbst schädigt und die Konsequenzen ihres Handelns nicht begreift. Auch Zwangsmaßnahmen wären möglich.

Sobald die Therapie dauerhaft Wirkung zeigt, muss das Gericht in beiden Varianten die Betreuung wieder aufheben.

Die Alternativen – ein Kurzüberblick

Die rechtliche Betreuung ist das Notnetz. Doch jeder Mensch darf auch selbst vorsorgen und hat dafür verschiedene Möglichkeiten. Und es gibt Hilfen, die parallel infrage kommen.

Wie bereits erwähnt, wird eine rechtliche Betreuung nur dann eingerichtet, wenn es keine andere Möglichkeit gibt. Der wichtigste Weg, um das Betreuungsverfahren zu vermeiden, ist die Vorsorgevollmacht. In einer solchen Vollmacht kann jeder geschäftsfähige Mensch festlegen, wer ihn in welchen Lebensbereichen gesetzlich vertreten darf. Bevor eine rechtliche Betreuung eingerichtet wird, muss das Gericht stets prüfen, ob eine Vorsorgevollmacht vorliegt.

Wer keine Vollmacht ausstellen, aber einige Wünsche für den Ernstfall notieren möchte, kann das in entsprechenden Verfügungen tun. In der Betreuungsverfügung können Sie beispielsweise festhalten, wen Sie sich als Betreuer oder Betreuerin wünschen, falls es nötig wird. In einer Patientenverfügung geht es um Wünsche zu medizinischen Maßnahmen, die durchgeführt oder unterlassen werden sollen, falls Sie sich selbst nicht äußern können. Je nach Wohnort gibt es außerdem Vor-Ort-Hilfen, die statt, kurz vor oder während einer Betreuung helfen können.

Andere Hilfen

Es gibt verschiedene Hilfen, die zunächst ausgeschöpft werden müssen, bevor eine Betreuung beschlossen werden darf. Dies nennt man juristisch das Subsidiaritätsprinzip. Ob diese „anderen Hilfen“ infrage kommen, ist vom Einzelfall und auch vom Wohnort abhängig. Denn nicht überall sind die Hilfen flächendeckend vertreten. Wir geben in diesem Ratgeber dennoch einen Überblick über mögliche Institutionen und Hilfsangebote. Die meisten Menschen haben noch nie von deren Existenz gehört, und das, obwohl sie äußerst nützlich sein können. Hier gibt es einen Schnellüberblick. Weitere Details lesen Sie im letzten Kapitel ab S. 147. Folgendes kann helfen:

- kommunale Sozialarbeit
- Beratung und Unterstützung durch Wohlfahrtsverbände
- Hilfen durch den sozialpsychiatrischen Dienst
- Beratung durch Pflegestützpunkt
- Schuldnerberatungen
- Unterstützung durch ehrenamtliche Quartierslotsen/Formularlotsen

- Servicestellen zu Beratung und Antragsunterstützung im Zusammenhang mit Grundsicherung, Arbeitslosengeld und anderen Hilfen zum Lebensunterhalt

Theoretisch sind Ämter, Behörden und Versicherungen angehalten, den Betroffenen alle nötige Unterstützung zukommen zu lassen, damit diese sämtliche Hilfen erhalten, auf die sie Anspruch haben. In der Praxis funktioniert das selten. Je nach Region haben die zuständigen Ämter deutlich zu wenig Personal, oder dieses sieht eine gut verständliche Beratung nicht als seine Aufgabe an. Vor allem ehrenamtliche Helferinnen und Helfer füllen häufig diese Lücke. Es lohnt sich, im örtlichen Sozialamt und bei Wohlfahrtsverbänden nachzufragen.

Vorsorgevollmacht

Eine umfassende Vorsorgevollmacht ist die Alternative zu einer rechtlichen Betreuung. Darin lassen sich Details festlegen zu den Themen Gesundheit und Pflege, Wohnung und Aufenthalt, Finanzen, Behörden, sonstiger Kommunikation, Freiheitsbeschränkungen und der Möglichkeit, Untervollmachten zu vergeben. Damit kann sich eine bevollmächtigte Person im Bedarfsfall um alle rechtlichen und organisatorischen Angelegenheiten kümmern. Eine solche Vollmacht hat grundsätzlich Vorrang vor einer gerichtlich festgelegten Betreuung. Nur wenn die Vollmacht unvollständig oder die bevollmächtigte Person gerade verhindert ist, muss eine zusätzliche Betreuung (vorübergehend) eingerichtet werden.

Wirksam eine Vollmacht erteilen kann aber nur, wer noch geschäftsfähig ist. Bei Demenzkranken ist dies zum Beispiel häufig nicht mehr der Fall.

→ Zentrales Vorsorgeregister

Registrieren Sie eine Vollmacht am besten beim Zentralen Vorsorgeregister der Bundesnotarkammer auf vorsorgeregister.de. Dort kann ein Gericht oder eine Klinik sie im Ernstfall schnell finden und Ihre Wünsche berücksichtigen. Die Online-Registrierung kostet einmalig 13 Euro plus 2,50 Euro pro zusätzlichem Bevollmächtigten, wenn mehrere bestimmt werden. Details zu Betreuungs- oder Patientenverfügung können kostenfrei mit hinterlegt werden. Weitere Kosten, etwa für den Abruf oder eine spätere Löschung, entstehen nicht.

Betreuungsverfügung

In einer Betreuungsverfügung können Sie festlegen, wer im Bedarfsfall vom Gericht als Betreuer oder Betreuerin bestimmt werden soll. Sie können auch mehrere Personen zur Auswahl benennen. Außerdem ist es möglich, eine oder mehrere Personen festzulegen, die auf keinen Fall die Betreuung übernehmen sollen – selbst wenn sie sich freiwillig melden. Zusätzlich können

Sie Wünsche zu bestimmten Umständen notieren, etwa welche Kriterien ein Pflegeheim erfüllen müsste, falls Sie später in ein solches umziehen.

Patientenverfügung

In einer Patientenverfügung legen Sie Ihre Wünsche fest, nach denen Medizinerinnen und Mediziner sich richten sollen, wenn Sie sich nicht (mehr) zu einer anstehenden Behandlung äußern können. Das ist sehr sinnvoll, aber ein wenig kniffelig, weil möglichst viele Situationen abgedeckt werden sollten und man gleichzeitig nur Dinge bestimmen sollte, die man auch verstanden hat. Eine Beratung, etwa bei Hausarzt oder -ärztin, einem Betreuungsverein oder einer Verbraucherzentrale, ist zwar nicht vorgeschrieben, aber sehr empfehlenswert.

Gut ist es, in einer Patientenverfügung grundsätzliche Wünsche und Ängste zu benennen, etwa: „Ich möchte, dass meine Schmerzen gelindert werden." Und außerdem spezifische Wünsche in Bezug auf konkrete Situationen zu notieren, beispielsweise: „Wenn ich mich in einem aller Wahrscheinlichkeit nach nicht mehr abwendbaren Sterbeprozess befinde, will ich …" Auch der eigene Wille, ob und welche Organe nach einem festgestellten Hirntod gespendet werden dürfen, kann notiert werden.

Den meisten Menschen fällt es schwer, sich mit solchen Gedanken auseinanderzusetzen. Wie das gelingen kann, lesen Sie im letzten Kapitel dieses Ratgebers ab S. 147.

Gut zu wissen

Eine mündliche Aussage hat immer Vorrang! Schriftstücke wie eine Patientenverfügung werden nur zurate gezogen, wenn jemand sich nicht äußern kann, weil er beispielsweise im Koma liegt. Wenn es keinerlei Informationen gibt, dürfen Ärztinnen und Ärzte in Notsituationen nach dem mutmaßlichen Willen entscheiden. Wer etwa stark blutend und ohnmächtig ins Krankenhaus kommt, wird selbstverständlich behandelt. Liegt aber kein Notfall vor, muss das Personal eine Erlaubnis für die Behandlung einholen, im Zweifelsfall über eine rechtliche Betreuung per Eilantrag. Sonst machen sich die Ärztinnen und Ärzte strafbar.

▶ **Eine rechtlich sichere Verfügung oder Vollmacht** können Sie mit dem Vorsorge-Set der Stiftung Warentest erstellen. Darin enthalten sind Vorlagen und detaillierte Erklärungen zu den einzelnen Unterpunkten von Patientenverfügung, Vorsorgevollmacht und Betreuungsverfügung sowie Optionen zum Erstellen eines Testaments. Sie erhalten das Set im gut sortierten Buchhandel oder online unter **test.de/shop.**

Betreuung – ja oder nein?

Ob es sinnvoll ist, eine Betreuung anzuregen oder auch selbst zu übernehmen, ist immer abhängig von der ganz persönlichen Situation. Ein Beispielfall zur besseren Einschätzung.

Enge Familienangehörige, Nachbarn und gute Freundinnen können neben den Betroffenen meist am besten einschätzen, ob und in welchen Bereichen ein Mensch eine rechtliche Betreuung braucht. Doch manchmal sind sich nicht alle einig. Folgendes Beispiel soll verdeutlichen, wie Angehörige eine Entscheidung treffen können, ob sie eine Betreuung anregen wollen und was das dann bedeutet.

Beispiel: Tariks vier Kinder sind sich uneinig, ob eine rechtliche Betreuung für ihren Vater sinnvoll wäre und wie sie sich am besten verhalten sollen. Tarik hat schon vor Jahren eine Haushaltshilfe angestellt, die mehrmals pro Woche kommt und das Haus sauber hält, für ihn Lebensmittel einkauft, sich um seine Wäsche kümmert und gelegentlich kleine Reparaturen erledigt. Einmal am Tag bringt ein Menü-Bringdienst eine warme Mahlzeit vorbei. An vielen Stellen im Haus hat seine Tochter Mara, die als einziges Kind im gleichen Ort lebt, große Zettel als Gedächtnisstütze angebracht. Etwa: „Schlüssel mitnehmen“ an der Tür, „Herd ausschalten“ in der Küche, „Wichtige Telefonnummern“ im Flur. Denn Tarik wird zunehmend vergesslich.

Nun hat Mara allerdings den Eindruck, dass diese konkreten Hilfen nicht mehr ausreichen. Tarik ist mehrfach gestürzt, hat dies aber niemandem erzählt. Auf Nachfrage, wo denn die Prellungen herkämen oder warum er humpele, konnte er sich teils nicht erinnern. Manchmal berichtete er von einem Sturz, fügte aber hinzu, dass er wegen solcher Kleinigkeiten nicht zum Arzt gehe. Im Keller stapeln sich die Weinkisten, da Tarik regelmäßig größere Mengen im Versandhandel bestellt. Auch neue Bücher, die thematisch überhaupt nicht zu seinen bisherigen Interessen passen, bestellt er in letzter Zeit häufig – oft mehrfach.

Frühstück und Abendessen bereitet Tarik sich eigentlich selbst zu. Immer öfter hat Mara aber den Eindruck, dass ihr Vater eine Mahlzeit vergisst. Ob er ausreichend trinkt, lässt sich nur schwer einschätzen. Dass er seine Medikamente, unter anderem zur Blutverdünnung und gegen Bluthochdruck, regelmäßig einnimmt, hält sie für unwahrscheinlich. Er wird vergesslicher und war früher schon immer sehr skeptisch, was die Einnahme von Medikamenten angeht.

Mara würde gerne eine rechtliche Betreuung anregen, selbst die Behördenangelegenheiten übernehmen und ihren Vater zu einem Umzug in ein Pflegeheim bewegen. Dann, so ist sie sich sicher, wäre er deutlich besser versorgt.

Der älteste Sohn, Timur, ist anderer Ansicht als Mara. Wenn er zu Besuch kommt, wirkt sein Vater immer deutlich fitter und aufgeräumter, als Mara es ihm erzählt. Er glaubt zwar nicht, dass sie lügt, hält ihre Schilderungen aber für etwas zu drastisch. Zwar weiß er, dass er schon immer das Lieblingskind seines Vaters war, doch er glaubt nicht, dass das großen Einfluss auf dessen Verhalten hat. Seiner Meinung nach sollte der Vater so lange wie möglich in seinem Haus wohnen bleiben, da er dies früher immer als eigenen Wunsch geäußert hat.

Tariks andere beiden Kinder sind unentschlossen. Einerseits vermuten sie wie Mara, dass es dem Vater in einem Pflegeheim gesundheitlich besser ginge und eine rechtliche Betreuung angemessen wäre. Außerdem haben sie den Eindruck, dass der Vater sich besondere Mühe gibt, einen guten Eindruck bei Timur zu hinterlassen, nur um nach dessen Besuchen besonders erschöpft zu sein. Andererseits vermuten sie wie Timur, dass ihr Vater eine offizielle Betreuung auf Nachfrage des Gerichts ablehnen würde und lieber weiterhin allein in seinem Haus leben möchte, weil er Angst hat, in seiner Freiheit beschnitten zu werden.

Gleichzeitig sehen sie, dass die Zusatzarbeit für Mara immer weiter zunimmt. Schon jetzt begleitet sie ihn regelmäßig zur Bank, schickt doppelt bestellte Waren zurück und hilft ihm mit der Post. Das alles darf sie aber nur mit ihm zusammen tun, wenn er sie um Mithilfe gebeten hat. Mehrfach schon hat sie Rechnungen erst mit der zweiten Mahnung entdeckt, weil die vorherigen Briefe im Haus verloren gingen. Die Aufarbeitung und das Zurückschicken kosten Mara viel Zeit und Geduld. Frühzeitig eingreifen dürfte sie aber nur als Betreuerin. Die Geschwister sind unsicher, was richtig ist. Sicher sind sie nur, dass ihr Vater wohl langfristig eine rechtliche Betreuung brauchen wird. Die Frage ist: wann?

Was für eine Betreuung spricht

Von außen betrachtet würden Tarik und seine Tochter Mara gleichermaßen davon profitieren, wenn sie die rechtliche Betreuung übernehmen würde. Sie könnte seine Angelegenheiten allein und direkt erledigen, wenn sie anfallen. Wenn er früher oder später zustimmt, könnte Tarik in ein Pflegeheim umziehen, das er selbst mit auswählen kann, er wäre dort besser versorgt und würde sehr wahrscheinlich gesundheitlich profitieren.

Voraussetzung dafür wäre, dass Tarik

- selbst eine Betreuung anregt,
- gemeinsam mit seinen Kindern vor Gericht realistisch die Lage schildert und
- seinen Hausarzt von der Schweigepflicht entbindet, damit dieser dem Gericht die medizinisch relevanten Fakten und seine Einschätzung erläutern darf.

Was gegen eine Betreuung spricht

Wenn Tarik aber das Gespräch abblockt, sobald seine Kinder mit ihm über das Thema Betreuung sprechen wollen, dann sieht die Lage anders aus. Wenn er von seiner Tochter Mara zwar Hilfe annimmt, sie aber nicht ganz ernst nimmt, wenn sie ihm Ratschläge zu seiner Lebensführung geben möchte, dann wird er vermutlich auch keine Betreuung anregen. Würde Mara – allein oder mit ihren Geschwistern zusammen – versuchen, eine Betreuung gegen den Willen des Vaters einzurichten, dann könnte es gut sein, dass er von ihr nichts mehr wissen will und auch keine Hilfe mehr annehmen würde. Das wiederum könnte gesundheitlich und finanziell schnell kritische Ausmaße annehmen.

Nehmen Eltern ihre erwachsenen Kinder nur bedingt ernst, ist die Anregung einer Betreuung schwierig.

Unabhängig davon, ob ein Gericht einer Betreuung zustimmen würde, könnte also allein durch den Versuch einer Anregung das Vertrauensverhältnis innerhalb der Familie arg beschädigt werden.

Hinzu kommt: Aus rechtlicher Sicht ist eine Arbeitserleichterung für eine Angehörige kein Grund, um eine Betreuung einzurichten. Zwar ist es logisch nachvollziehbar, dass es viel sinnvoller wäre, die Briefe direkt zu bearbeiten und nicht darauf zu warten, dass der Vater einen hohen Stapel angesammelt hat, der ihn überfordert und den er dann erst an seine Tochter weitergibt. Doch eine rechtliche Betreuung wird nicht gegen den Willen des Betroffenen eingerichtet, wenn es den Alltag der Helfenden „nur“ etwas bequemer machen würde.

Handlungsoptionen

Im genannten Beispiel wäre es am sinnvollsten, die Lage weiter zu beobachten und immer wieder vorsichtig das Gespräch mit dem Vater zu suchen. Hilfreich wäre es außerdem, Timur von seiner besonderen Stellung als ältester Sohn zu überzeugen und ihm klarzumachen, dass der Vater sich ihm gegenüber anders verhält als bei allen anderen. Und dass Tarik durch die Versuche, noch fit zu wirken, nach Timurs Abreise gesundheitlich leidet.

Darüber hinaus gibt es weitere kleine Stellschrauben, an denen die Familie drehen kann. Es ist beispielsweise einen Versuch wert, bei den üblichen Versandhäusern anzurufen und die Lage zu schildern. Viele Mitarbeiterinnen und Mitarbeiter sind kulant und schicken zumindest keine Werbebroschüren mehr. Hier haben die Kinder zwar keine offizielle Handhabe, aber ein freundliches Gespräch kann viele Türen öffnen. Oder Briefkästen schließen.

Wenn Tarik einen Freund hat, der bereits in einem Pflegeheim lebt und dort zufrieden ist, kann es hilfreich sein, ihn dort öfter zu besuchen. Viele Heime haben ein Café, das (außerhalb von Corona-Zeiten) auch Besucherinnen und Besuchern offensteht. Vielleicht gefällt die Atmosphäre ihm doch ganz gut und er erkennt die Vorteile, die ein Umzug hätte. Im Rahmen der Kurzzeitpflege wäre es sogar möglich, für einige Wochen „zur Probe" einzuziehen und das Leben im Pflegeheim mal zu testen.

→ Vertrauensvolles Gespräch

Falls Tarik Pflegepersonal, Ärztinnen und Ärzten grundsätzlich misstraut, können die Kinder versuchen, die Ursachen zu ergründen. Vielleicht gibt es ein altes Trauma, über das ihr Vater nie gesprochen hat, das aber eigentlich erhört und gelöst werden will. Ein schönes Abendessen in der Familie mit einer Flasche Wein könnte zu einem vertrauensvollen Gespräch verhelfen, das im Idealfall alle Beteiligten besser verstehen und handeln lässt. Und Wein stünde ja genug im Keller …

Es muss nicht hopp oder topp sein. Bevor Mara und ihre Geschwister in die Vollen gehen, um ihren Vater von den Vorteilen einer rechtlichen Betreuung zu überzeugen, sollten sie sich zunächst einig sein, welche Art von Betreuung denn überhaupt sinnvoll wäre. Und wer dann idealerweise welche Aufgaben übernimmt. Wenn Timur überzeugt werden kann und mit seinen Geschwistern gemeinsam das Gespräch mit dem Vater sucht, könnten sie zusammen eine Betreuung anregen, die nur die Bereiche betrifft, mit denen alle einverstanden sind. Eine Ausweitung, wenn es gut läuft, ist dann später immer noch möglich.

Wie es weitergeht

Schwierige Situationen wie diese sind eher die Ausnahme. Häufiger passiert es, dass jemand ganz schnell eine rechtliche Betreuung erwirken möchte und eher genervt von dem langwierigen Prozedere ist. Dies lässt sich aber mitunter beschleunigen – oder manchmal auch nur besser ertragen –, wenn Sie die einzelnen Schritte kennen und alle nötigen Unterlagen zum richtigen Zeitpunkt parat haben. Dabei soll dieser Ratgeber Ihnen helfen.

Im nächsten Kapitel lesen Sie, welche Arten von Betreuungspersonen es gibt, wie das gerichtliche Verfahren abläuft, welchen Einfluss Sie als Angehörige darauf nehmen können, wann ein Eilverfahren möglich ist und unter welchen Umständen die Betreuung endet.

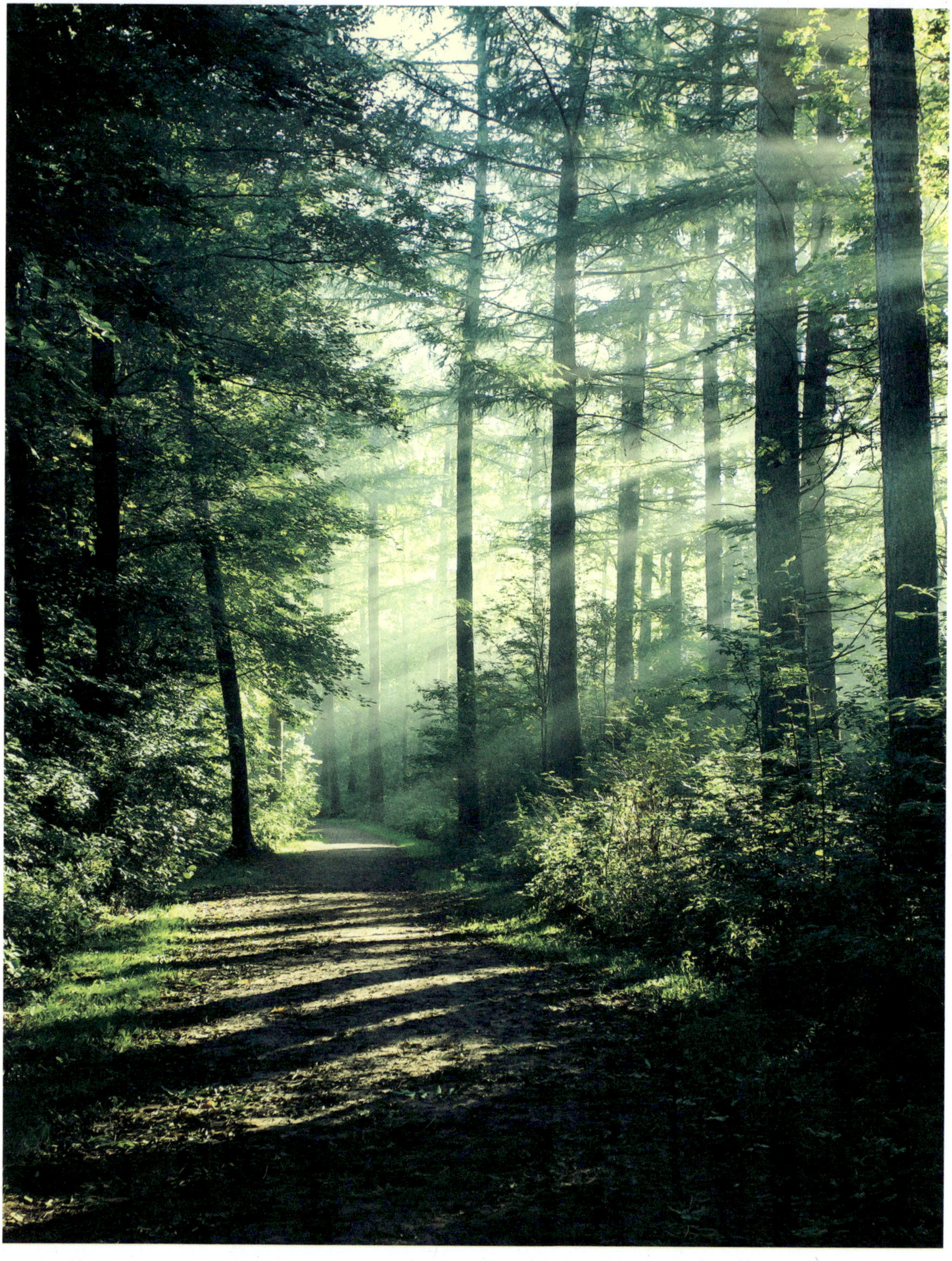

Der Weg zur Betreuung

Das Betreuungsverfahren folgt einem festen Ablauf. Betroffene und Angehörige können sich individuell einbringen. Später prüft das Gericht, ob die Betreuung gut läuft, damit niemand gegen seinen Willen vertreten wird.

Es gibt ein gesetzlich festgelegtes Betreuungsverfahren. Im Laufe dieses Prozesses entscheidet das örtliche Betreuungsgericht, ob und in welchen Lebensbereichen, den sogenannten Aufgabenkreisen, eine rechtliche Betreuung eingerichtet wird und wer die gesetzliche Vertretung übernimmt. Die Betroffenen müssen dabei stets einbezogen werden, und das Gericht darf nur in absoluten Ausnahmefällen gegen deren erklärten Willen handeln.

Angehörige können sich einbringen und sind ein wichtiger Bestandteil, wenn die Betroffenen sich nicht klar äußern können. Das ist besonders entscheidend, wenn beispielsweise ein Mensch im Krankenhaus liegt, über dessen weitere Behandlung entschieden werden muss. Dann kann das Betreuungsgericht auch statt des üblichen Wegs nach einem Eilverfahren entscheiden. Wenn die akute Situation geklärt ist, wird das normale Verfahren in der Regel noch nachgeholt.

Während des Prozesses bekommen Betroffene und Angehörige auch erklärt, was die rechtliche Betreuung für ihr jeweiliges

Leben bedeutet, welche Rechte und Pflichten die einzelnen Parteien haben und wo es weitere Unterstützung gibt. Wichtige Anlaufstellen sind die Betreuungsvereine, die alle ehrenamtlichen Betreuerinnen und Betreuer schulen und ihnen bei Fragen und Problemen zur Seite stehen.

Auch das Gericht selbst klärt auf, etwa darüber, wie Betroffene notfalls gegen die eigene Betreuungsperson vorgehen können. Außerdem muss klar sein, was die Betreuung kostet, für wie lange sie eingerichtet wird, wann sie überprüft wird und unter welchen Umständen sie endet.

Ehrenamtliche oder berufliche Betreuung?

Es gibt ehrenamtliche und berufliche Betreuungspersonen. Nach Möglichkeit sollen Ehrenamtliche die Betreuung übernehmen. Das erlaubt eine engere Beziehung und kostet weniger.

Das Gesetz teilt Betreuende in zwei Gruppen: Ehrenamtliche und Berufsbetreuer beziehungsweise -betreuerinnen. Das Betreuungsverfahren und auch die grundsätzlichen Rahmenbedingungen einer rechtlichen Betreuung sind für beide Gruppen gleich, aber einige Details sind unterschiedlich. Der wichtigste Punkt: Berufsbetreuer und -betreuerinnen werden anders, nämlich höher, bezahlt. Dafür haben sie in aller Regel mehr Erfahrung, wovon Betreute und Angehörige profitieren können. Ehrenamtliche hingegen können sich mehr Zeit nehmen und haben häufig ein engeres Verhältnis zu den Betreuten.

Berufliche Betreuung

Als Berufsbetreuer werden alle Menschen bezeichnet, die gewisse Fachkenntnisse aufweisen, mehrere rechtliche Betreuungen gleichzeitig übernehmen und sich offiziell als Berufsbetreuer oder -betreuerin registriert haben. Die meisten von ihnen sind selbstständig, nur manche sind bei Betreuungsbehörden oder -vereinen angestellt. Letztere heißen Vereinsbetreuer.

Eine spezifische Ausbildung oder ein Studium zum Berufsbetreuer oder zur Berufsbetreuerin gibt es nicht. Wer sich registrieren will, muss aber fachlich und persönlich geeignet sein. Mit der letzten Reform des

Betreuungsrechts wurden die Anforderungen noch einmal verschärft. Unter anderem müssen Berufsbetreuerinnen und -betreuer alle drei Jahre ein aktuelles Führungszeugnis und eine Auskunft aus dem Schuldnerverzeichnis bei der zuständigen Behörde vorlegen. Sie dürfen weder vorbestraft noch verschuldet sein, müssen sich mit Betreuungs-, Sozial- und Verfahrensrecht auskennen und sich regelmäßig fortbilden.

Die häufigsten Basisausbildungen beziehungsweise Studiengänge sind daher auch Jura, Sozialarbeit, Sozialpädagogik, Pflege oder ein Zweig der Verwaltung. Manchmal arbeiten die Berufsbetreuerinnen und -betreuer auch noch in ihrem Job und übernehmen die Betreuungen nebenberuflich.

Berufsbetreuer und -betreuerinnen sind Profis auf ihrem Gebiet, haben einiges an Erfahrung und werden dementsprechend bezahlt. Da die Betreuten, sofern sie nicht mittellos sind, die Betreuung selbst finanzieren müssen, sind die Honorare gesetzlich festgelegt. Es sind keine klassischen Stundensätze, wie sie etwa bei Anwältinnen und Anwälten üblich sind, sondern die Bezahlung erfolgt anhand von monatlichen Pauschalen. In den ersten Monaten einer Betreuung sind diese grundsätzlich höher als später, weil zu Beginn erfahrungsgemäß besonders viel zu organisieren ist. Im Vergleich zu einem Anwaltshonorar sind die Pauschalen aber eher gering. Details und Beispielrechnungen lesen Sie im weiteren Verlauf dieses Kapitels.

Ehrenamtliche Betreuung

Als ehrenamtliche Betreuende gelten alle Menschen, die eine rechtliche Betreuung übernehmen und keine Berufsbetreuer sind. Meist handelt es sich um Verwandte oder Freunde der Betroffenen, manchmal auch um Privatpersonen, die eine oder mehrere Betreuungen als Ehrenamt übernehmen. Als Aufwandsentschädigung erhalten sie in der Regel 425 Euro pro Jahr (ab 2023).

Insbesondere nahe Verwandte oder gute Freundinnen und Freunde übernehmen meist recht spontan eine rechtliche Betreuung. Sie fühlen sich der betreuten Person verbunden und möchten sich gerne um ihre Angelegenheiten kümmern, damit diese möglichst gut und in ihrem Sinne erledigt werden. Manche haben sich schon mal mit dem Thema beschäftigt, die meisten besuchen aber nur eine kurze Einführungsveranstaltung und sammeln ihre Erfahrungen, während die Betreuung schon läuft. Wenn Sie sich hier wiedererkennen, dann befinden Sie sich in guter Gesellschaft.

Vielleicht denken Sie aber auch über ein ehrenamtliches Engagement für eine fremde Person nach. Auch das ist nicht selten. Manche ehrenamtlichen Betreuenden haben zum Beispiel jahrelang als Krankenpflegekräfte oder Verwaltungsfachangestellte gearbeitet und übernehmen im Ruhestand oder parallel zu einer Teilzeitbeschäftigung eine rechtliche Betreuung, um andere von ihren Erfahrungen profitieren zu lassen.

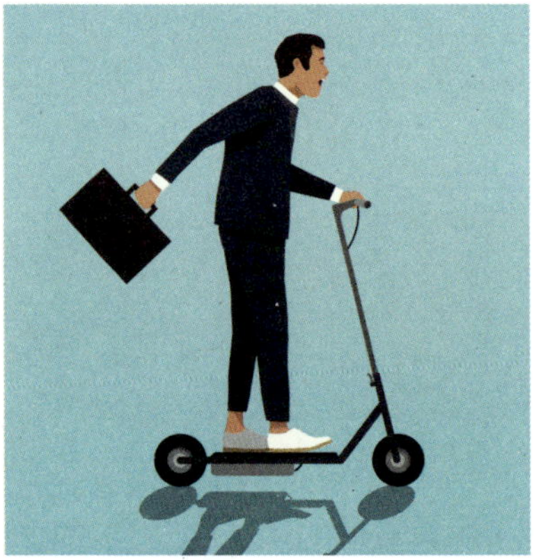

HÄTTEN SIE'S GEWUSST?

Nach aktuellen Schätzungen gibt es in Deutschland etwa **13 000 Berufsbetreuer und -betreuerinnen.**

Diese übernehmen von allen rechtlichen Betreuungen etwa **40 Prozent**.

Früher sprach man ab zehn parallel geführten Betreuungen von Berufsbetreuung. **Um davon leben zu können,** braucht es allerdings etwa 45 Betreuungen. Viele beruflich Betreuende machen dies deshalb in Teilzeit.

Quelle: Reguvis

Andere waren nie berufstätig und engagieren sich, wenn die Kinder aus dem Haus sind. Die Lebensentwürfe und -erfahrungen sind sehr unterschiedlich.

Für die allermeisten ehrenamtlichen Betreuungspersonen gilt, dass sie einen Blick dafür haben, wo Not herrscht, und dass sie diese durch ihr Engagement lindern möchten. Im Laufe der Zeit machen viele eine oder mehrere Fortbildungen zum Thema mit und tauschen sich – unter Wahrung des Datenschutzes – regelmäßig mit anderen Betreuenden aus. So lassen sich auch bisher unbekannte Probleme häufig gut lösen.

Vor- und Nachteile

Ein Berufsbetreuer oder eine Berufsbetreuerin kommt grundsätzlich dann infrage, wenn eine komplizierte Betreuung zu erwarten ist oder wenn keine ehrenamtliche Betreuungsperson zur Verfügung steht. Beide Betreuungsarten haben ihre Vor- und Nachteile für Betroffene und Angehörige. Was überwiegt, hängt von der individuellen Lebenssituation ab und ist teils auch eine persönliche Entscheidung. Einen direkten Vergleich zeigt die Tabelle rechts. Weitere Details und Beispiele folgen in diesem und in den weiteren Kapiteln.

Es geht auch beides

Nicht immer ist die Entscheidung zwischen ehrenamtlicher und beruflicher Betreuung die einzige beziehungsweise sinnvollste Option. Des Öfteren kommt es auch zu einer

Berufliche oder ehrenamtliche Betreuung?

Beide Varianten haben ihre Vor- und Nachteile. Ein Vergleich.

Berufsbetreuer

Vorteile	Nachteile
Thematisch passende Ausbildung/Studium	Abgabe der Organisation an eine fremde Person
Objektiver Blick	Weniger persönlicher Bezug zur betreuten Person
Erfahrung mit rechtlichen Betreuungen	Eventuell „Betriebsblindheit"
Schnellerer Erfolg bei Behörden	Eventuell weniger Zeit als erhofft
Mehr Freizeit für Verwandte	Höhere Kosten als beim Ehrenamt
Im Idealfall: weniger persönliche Streitereien	Bei Unzufriedenheit muss man sich mit einem Profi anlegen
Schneller Wechsel zu ehrenamtlicher Betreuung möglich, da das Gericht das Ehrenamt vorziehen muss	

Ehrenamtliche Betreuende

Vorteile	Nachteile
Persönlich; die Betreuung bleibt in der Familie	Einarbeitung in teils komplexe juristische Regeln nötig
Geringe Kosten	Womöglich hoher zeitlicher Aufwand für die Betreuungsperson
Wünsche und Ängste von früher sind bekannt	Eventuell Verschärfung von familiären Konflikten, wenn es unterschiedliche Befugnisse gibt
Im Idealfall: sehr häufiger und enger Kontakt	

Kombination. So ist es beispielsweise möglich, dass eine Berufsbetreuerin zunächst die Aufgabe übernimmt, die rechtliche Situation zu ordnen. Sie sichtet alle Unterlagen, stellt die nötigen Anträge, gibt einen ersten Bericht beim Gericht ab und bespricht mit der betreuten Person und den Angehörigen, welches weitere Vorgehen sinnvoll wäre. Sobald diese erste umfangreiche und manchmal etwas komplizierte Anfangsarbeit erledigt ist, kann dann ein Angehöriger oder eine Freundin die weitere rechtliche Betreuung übernehmen. Eine solche Übergabe lässt sich auch direkt im Betreuungsverfahren planen.

Teilen Sie die Betreuung ruhig unter mehreren Personen auf.

Alternativ können Sie die Betreuung aufteilen, sodass Sie als Angehörige den Teil der rechtlichen Betreuung übernehmen, mit dem Sie sich wohlfühlen, und ein anderer Angehöriger oder ein Berufsbetreuer sich um den Rest kümmert. Das kann auch eine gute Option sein, wenn Sie relativ weit weg von Ihren Eltern wohnen, sich aber gerne um bestimmte Dinge kümmern würden. Dann ist die Zusammenarbeit mit einer ehrenamtlichen oder beruflichen Betreuungsperson, die vor Ort wohnt, oft eine gute Wahl. Das kann etwa so aussehen:

Beispiel: Maria ist seit vielen Jahren an einer Demenz erkrankt, die zunehmend voranschreitet. Ihr Mann ist schon lange tot, und Maria ist, als das selbstständige Wohnen immer schwieriger wurde, in ein Pflegeheim gezogen. Dieses befindet sich in einem kleinen Städtchen in Niedersachsen, wo sie jahrzehntelang gelebt, Kontakte geschlossen und Vertrauen zu Ärzten und Ärztinnen gefasst hat. Sie fühlt sich dort sehr wohl.

Ihr einziger Sohn, Antonio, lebt in Berlin. Der gelernte Anwalt wollte sich gerne um Marias Angelegenheiten kümmern, und sie wünschte sich das auch, doch aufgrund der Distanz wären manche Dinge sehr mühsam zu organisieren gewesen. Gemeinsam haben sie daher beschlossen, dass eine rechtliche Betreuung eingerichtet und aufgeteilt werden soll.

Nun kümmert sich eine Berufsbetreuerin, die vor Ort lebt, um die Post und die finanziellen Angelegenheiten. Antonio ist für die Bereiche Gesundheit und Wohnen zuständig. Beide sprechen regelmäßig miteinander, um sich auf dem Laufenden zu halten und nicht aus Versehen etwas doppelt zu erledigen. Das klappt gut.

Wenn Antonio mit seiner Mutter telefoniert oder sie besucht, muss er in der Regel nichts oder nur kurz etwas in Bezug auf die Betreuung mit ihr klären. Ansonsten können die beiden einfach miteinander spazieren gehen, erzählen oder singen und die gemeinsame Zeit genießen.

Das Betreuungsverfahren

Ob eine Betreuung eingerichtet wird, entscheidet das örtliche Betreuungsgericht. Der Ablauf ist gesetzlich vorgeschrieben und kann mehrere Monate dauern.

→ **Damit das Betreuungsverfahren** startet, muss jemand für sich selbst einen Antrag auf Betreuung stellen oder eine außenstehende Person das Verfahren anregen. Das kann prinzipiell jeder Mensch tun, der das Gefühl hat, dass jemand mit bestimmten Dingen überfordert ist. Wenn Sie beispielsweise den Eindruck haben, dass Ihr Vater, ein guter Freund oder ein langjähriger Nachbar seine rechtlichen Angelegenheiten nicht mehr organisieren kann, dann dürfen Sie – mit oder ohne Absprache – dem örtlichen Gericht einen schriftlichen Hinweis geben. Sie sollten Ihre Vermutung begründen und können, falls Sie sich das vorstellen können und es mit der betroffenen Person abgesprochen ist, sich oder jemand anderen als potenzielle Betreuungsperson vorschlagen.

Gutachten

Wenn das Gericht zuständig ist, prüft es zunächst, ob im Zentralen Vorsorgeregister eine Vorsorgevollmacht oder eine Betreuungsverfügung hinterlegt ist. Gibt es keine umfassende Vollmacht, dann beauftragt es mehrere Sachkundige, die sich einen Überblick verschaffen sollen.

Zu den wichtigen Fragen gehören:

- Wie ist die Lebenssituation der betroffenen Person?
- Was sind ihre Vorstellungen und Wünsche?
- Gibt es eine Krankheit oder Behinderung, die eine rechtliche Betreuung nötig macht? Wie wirkt sich diese im Alltag aus?
- Kommen alternative Hilfen in Betracht?
- Wie lange wird eine rechtliche Unterstützung voraussichtlich nötig sein?
- Wer kommt als Betreuer oder Betreuerin infrage?

Für den sozialen Part, also den Blick auf die Lebensumstände, ist die örtliche Betreuungsbehörde oder -stelle zuständig. Sie arbeitet mit dem Gericht zusammen und ist meist beim Landkreis oder in einzelnen Bezirken angesiedelt. Selten ist die Behörde ein eigenes Amt, meist ist sie ans Jugend-, Sozial- oder Gesundheitsamt angegliedert.

Die Mitarbeiterinnen und Mitarbeiter der Betreuungsbehörde verschaffen sich einen Überblick über das Leben der betroffenen Person und erstellen einen Sozialbericht. Ein oder mehrere Gespräche sind

Das Betreuungsverfahren

Das Verfahren beginnt mit der schriftlichen Anregung einer Betreuungsbestellung beim Betreuungsgericht, einer Abteilung des Amtsgerichts. Das Gericht ist verantwortlich für das Verfahren und koordiniert es.

Anregung der Betreuung

durch Betroffenen selbst oder durch andere Personen

Betreuungsgericht

- entscheidet über den Zeitraum der Betreuung
- wählt Betreuer aus, soweit möglich nach Willen des Betroffenen
- legt Aufgabenbereiche für Betreuung fest
- kontrolliert die rechtlichen Betreuer

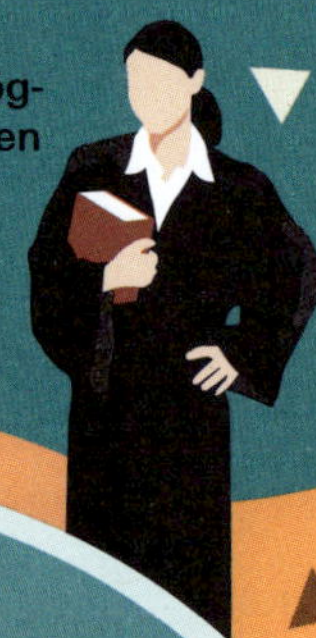

Bürger

kann Entscheidungen im Leben selbst nicht mehr treffen.

Mögliche Betreuer

- Angehörige
- Vereins- oder Berufsbetreuer

Verfahrenspfleger

vertritt den Betroffenen im gerichtlichen Verfahren, wenn zum Beispiel

- persönliche Anhörung nicht möglich ist
- die Betreuung in allen Angelegenheiten notwendig ist

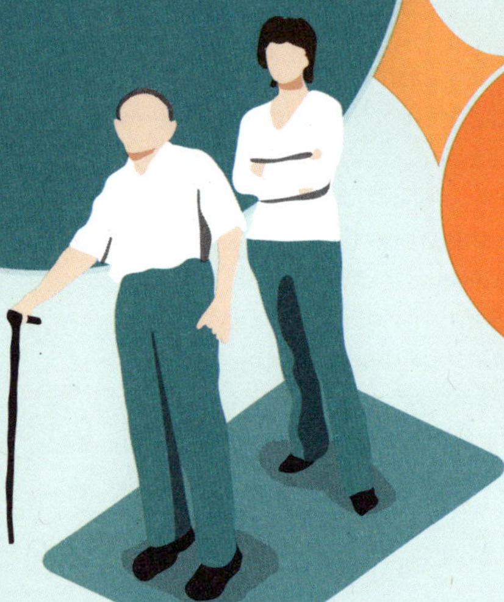

Im Notfall: Anregung der Betreuung

zum Beispiel nach einem Unfall durch Krankenhauspersonal

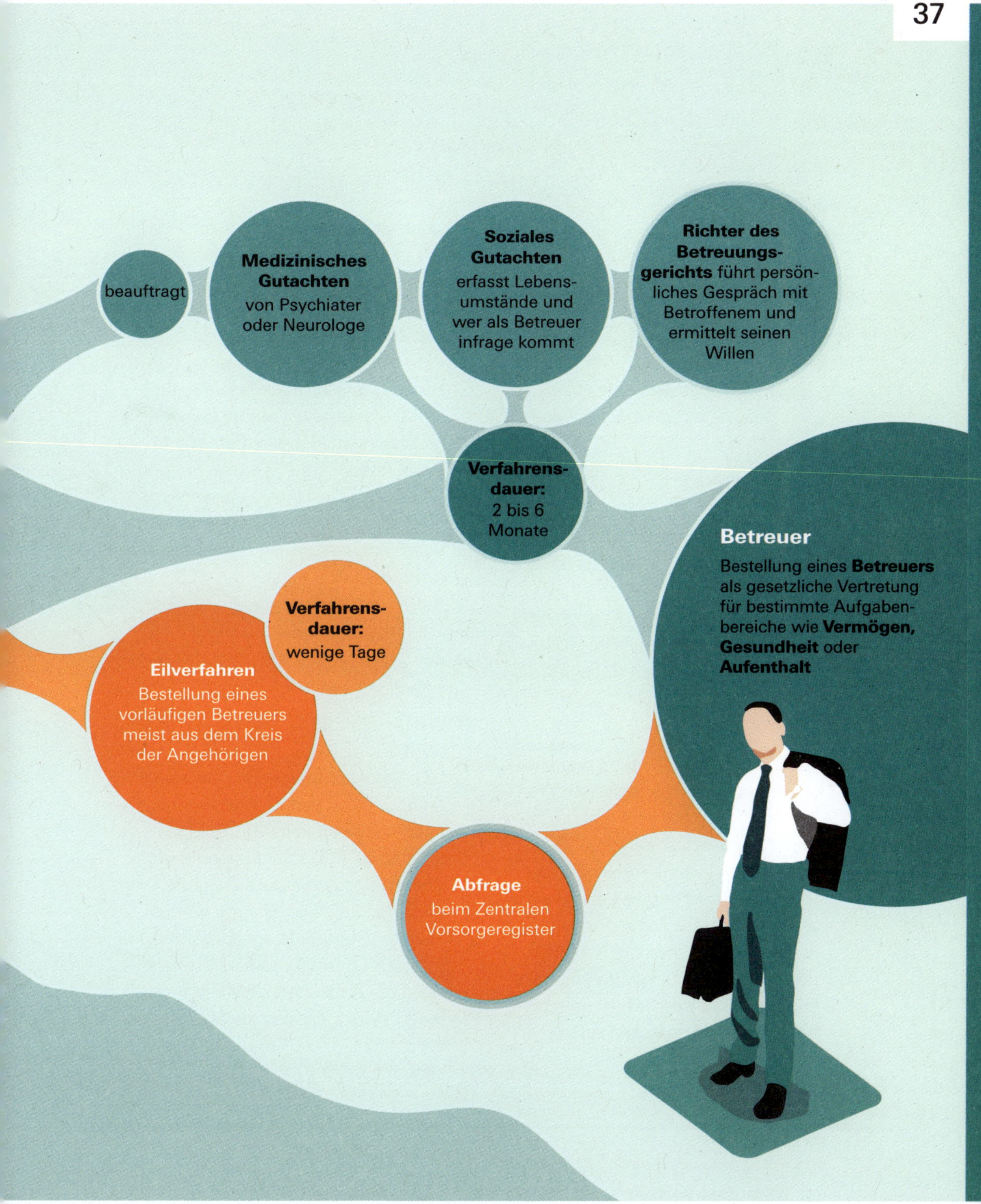
beauftragt
Medizinisches Gutachten von Psychiater oder Neurologe
Soziales Gutachten erfasst Lebensumstände und wer als Betreuer infrage kommt
Richter des Betreuungsgerichts führt persönliches Gespräch mit Betroffenem und ermittelt seinen Willen
Verfahrensdauer: 2 bis 6 Monate
Betreuer
Bestellung eines **Betreuers** als gesetzliche Vertretung für bestimmte Aufgabenbereiche wie **Vermögen, Gesundheit** oder **Aufenthalt**
Verfahrensdauer: wenige Tage
Eilverfahren Bestellung eines vorläufigen Betreuers meist aus dem Kreis der Angehörigen
Abfrage beim Zentralen Vorsorgeregister

Checkliste

Diese Infos braucht das Betreuungsgericht

Wenn Sie beispielsweise für Ihren Vater eine „Anregung auf Betreuung" ans zuständige Gericht schicken wollen, sind folgende Punkte entscheidend.

- ☐ **Notwendigkeit.** Überlegen Sie, ob eine rechtliche Betreuung das richtige Mittel ist, um die vorhandenen Probleme zu lösen. Entscheidend ist, dass Ihr Vater Hilfe bei der Organisation rechtlicher Angelegenheiten braucht. Klassische Beispiele sind: Hilfe bei Anträgen, bei der Organisation der Finanzen und/oder der Wohnsituation.
- ☐ **Zustimmung.** Ihr Vater sollte, sofern er nicht beispielsweise im Koma liegt, mit einer rechtlichen Betreuung einverstanden sein. Das gilt auch, wenn er eine fortgeschrittene Demenzerkrankung hat. Es ist also sinnvoll, mit ihm zumindest allgemein über das Thema zu sprechen, bevor Sie eine Betreuung anregen. Er sollte nicht das Gefühl haben, dass ihm ein Aufpasser aufgedrängt wird, sondern dass er Hilfe bekommen kann.
- ☐ **Details.** Prinzipiell muss das Gericht sich mit jeder Anregung beschäftigen. Hilfreich ist es, wenn Sie darin alle relevanten Details nennen, also insbesondere die aktuelle Lebenssituation beschreiben, und Gründe aufzählen, weshalb eine rechtliche Betreuung für Ihren Vater sinnvoll und hilfreich wäre. Begründen Sie auch, warum Sie als Betreuungsperson geeignet wären. Ein entsprechendes Musterschreiben finden Sie in Kapitel 3 dieses Ratgebers auf S. 74.
- ☐ **Zuständigkeit.** Die Anregung schicken Sie an das zuständige Gericht. Das Betreuungsgericht ist eine Abteilung des örtlichen Amtsgerichts. Wenn es noch keine Betreuung gibt, ist das Gericht zuständig, in dessen Bezirk die betroffene Person, also Ihr Vater, aktuell wohnt. Falls er in einem Krankenhaus ist, das nicht in seinem Wohnort liegt, kann auch das dortige Gericht zuständig sein. Fragen Sie am besten telefonisch nach, um auf Nummer sicher zu gehen.

dafür üblich, auch Hausbesuche sind möglich. Der Sozialbericht soll auch die Frage beantworten, ob jemand aus dem näheren Umfeld bereit wäre, die rechtliche Betreuung zu übernehmen – und wenn ja, wer. Wenn es eine Betreuungsverfügung gibt, muss die Betreuungsbehörde prüfen, ob die vorgeschlagene Person geeignet ist.

Anschließend wird häufig auch ein medizinisches Gutachten in Auftrag gegeben. Das ist die Regel, wenn eine Betreuung von außen angeregt wurde. Je nach Situation ist oft entweder eine Neurologin oder ein Psychiater zuständig, in der Regel jedenfalls eine Fachärztin oder ein Facharzt. Die Auswahl ist Sache des Gerichts. Der Arzt oder die Ärztin soll herausfinden,

- welche medizinischen Gründe für oder gegen eine rechtliche Betreuung sprechen,
- in welchen Lebensbereichen eine Betreuung sinnvoll erscheint,
- für wie lange die Betreuung eingerichtet und
- wann sie wieder geprüft werden soll.

Die betroffene Person muss grundsätzlich persönlich untersucht und befragt werden. Sie dürfen als nahe Angehörige oder enger Freund als Vertrauensperson dabei sein und in der ungewohnten Situation unterstützen.

In Ausnahmefällen reicht auch ein normales ärztliches Attest oder, falls es vor Kurzem eine Begutachtung zur Einstufung in einen Pflegegrad gab, der entsprechende Bericht. Das ist aber nur möglich, wenn die betroffene Person die Betreuung selbst beantragt hat und freiwillig auf eine Begutachtung verzichtet.

Gut zu wissen

Wenn Sie mit der betroffenen Person eng verwandt oder befreundet sind, dann werden Sie vermutlich von der Betreuungsbehörde nach Ihrer Einschätzung der Lage gefragt. Sie dürfen im Gespräch auch Fragen und Bedenken äußern, die Sie in Bezug auf das Verfahren und die spätere Betreuung haben. Scheuen Sie sich nicht, das zu tun! Die Behörde ist verpflichtet, Sie auch zu beraten und auf Hilfsangebote vor Ort zu verweisen. Je nach personeller Ausstattung können Sie sich auch konkrete Unterstützung, etwa durch ehrenamtliche Vereine, eine Schuldnerberatung oder den Sozialdienst, direkt vermitteln lassen.

Beteiligte am Verfahren

Bis das medizinische und das Sozialgutachten vorliegen, können einige Wochen oder sogar Monate vergehen. Hier kommt es stark auf die Umstände, die personelle Ausstattung der Behörde und die Mitarbeit aller Beteiligten an. Nur in Notfällen geht es deutlich schneller, etwa wenn ein Mensch im Krankenhaus liegt und eine schnelle Entscheidung erforderlich ist.

Ansonsten wartet das Gericht, bis alle nötigen Unterlagen da sind. Dann muss sich noch der zuständige Richter oder die Richterin ein persönliches Bild machen. Dafür ist ein Gespräch mit den Betroffenen – und eventuell weiteren Vertrauenspersonen – üblich. Es soll nach Möglichkeit in deren gewohnter Umgebung stattfinden, also etwa in ihrem Zuhause oder im Pflegeheim. Es soll jedoch niemand gegen seinen Willen in seiner Privatsphäre gestört werden. Widersprechen die Betroffenen einem Besuch des Richters oder der Richterin, findet das Gespräch im Gerichtsgebäude statt.

Gut zu wissen

Die Betreuer-Urkunde ist nur ausgeliehen. Geben Sie diese nicht im Original weiter, sondern lassen Sie zu Beginn der Betreuung einige beglaubigte Kopien anfertigen. Wenn ein Original verlangt wird, zeigen Sie dieses nur – gegebenenfalls zusammen mit Ihrem Personalausweis – vor und nehmen Sie es anschließend wieder mit. Nach Beendigung der Betreuung müssen Sie die Urkunde ans Gericht zurückgeben.

→ Als Angehörige beteiligt

Wenn Sie die rechtliche Betreuung nicht übernehmen wollen, aber etwa als Angehöriger oder Freundin während des Verfahrens und später bei der Betreuung gerne ein Mitspracherecht hätten, dann sollten Sie einen „Antrag auf förmliche Beteiligung" stellen und diesen begründen. Erklären Sie, warum die betroffene Person profitiert, wenn Sie beteiligt sind. Falls es bereits ein Aktenzeichen des Verfahrens gibt, nennen Sie dieses im Schreiben. Nur wenn das Gericht dem Antrag zustimmt, haben Sie auch später eigene Rechte gegenüber der Justiz, etwa auf Auskunft, Akteneinsicht und Beschwerde. Zudem stärkt eine förmliche Beteiligung die Position gegenüber der zukünftigen Betreuungsperson.

Wenn es notwendig und sinnvoll ist, bekommt die betroffene Person einen sogenannten Verfahrenspfleger zur Unterstützung. Diese müssen hinzugezogen werden, wenn jemand seine eigenen Interessen nicht vertreten kann. Das ist zum Beispiel häufig bei Demenzerkrankten der Fall.

Man kann sich die Arbeit von Verfahrenspflegern ähnlich wie die von Rechtsanwälten und -anwältinnen vorstellen. Sie sind objektive Helfer der Betroffenen und müssen deren Wünschen entsprechend handeln, sofern diese objektiv sinnvoll und nicht verboten sind. Außerdem erklären sie Details des Verfahrens. Grundsätzlich sollen Verfahrenspfleger auch überwachen, ob alle Rechte der Betroffenen eingehalten werden, und diese, wenn nötig, einfordern. Manchmal sind Verfahrenspfleger gelernte Anwälte, teilweise haben sie nach einem pädagogischen oder psychologischen Studium noch eine juristische Fortbildung gemacht oder verfügen über Berufserfahrung in der Pflege. Aber es müssen nicht immer Profis sein. Auch Freunde oder Angehörige können zu Verfahrenspflegern und -pflegerinnen ernannt werden und unterstützen, wenn alle Beteiligten das möchten.

Je nach Situation kommen noch weitere Beteiligte für das Verfahren infrage, etwa Mitarbeitende des örtlichen Sozialamts, behandelnde Ärztinnen und Ärzte oder die Pflegekräfte eines Heims, in dem eine betroffene Person lebt. Es sollen so viele Personen wie nötig und so wenige wie möglich am Verfahren beteiligt werden, damit eine optimale Entscheidung im Sinne der Betroffenen möglich ist.

Die Entscheidung

Mithilfe der Gutachten und Befragungen trifft das Gericht die Entscheidung, ob und, wenn ja, für welche Lebensbereiche eine rechtliche Betreuung eingerichtet wird und

HÄTTEN SIE'S GEWUSST?

Beim Betreuungsgericht teilen sich zwei Gruppen die meiste Arbeit:

Richter und Richterinnen führen wichtige Gespräche mit allen Betroffenen und treffen letztlich die Entscheidung, ob und für welche Lebensbereiche welche Betreuungspersonen eingesetzt werden.

Rechtspflegerinnen – meist sind es Frauen – erledigen einen Großteil der wichtigen Organisationsarbeit und beraten die Betreuerinnen und Betreuer. Sie überprüfen später auch die Berichte und Vermögensabrechnungen. Betreuende haben daher deutlich häufiger mit ihnen als mit Richtern und Richterinnen zu tun. Rechtspflegerinnen arbeiten selbstbestimmt. Sie sind ausschließlich an das Gesetz gebunden und keinen Weisungen unterworfen.

Die Betroffenen sind für ihr eigenes Betreuungsverfahren grundsätzlich verfahrensfähig. Egal, wie stark ihre Einschränkungen sind – sie dürfen sich äußern und müssen angehört werden. Niemand darf ihre Wünsche und Äußerungen zensieren. Wenn sie wollen, dürfen auch betreute Menschen einen Anwalt einschalten. Ob sie in anderen Lebensbereichen geschäftsfähig sind, ist für ihr eigenes Verfahren irrelevant.

wer sie übernehmen soll. Darüber werden in jedem Fall informiert:

- die betroffene Person
- die Betreuungsbehörde
- die zukünftige(n) Betreuungsperson(en)
- der Verfahrenspfleger oder die Verfahrenspflegerin, sofern vorhanden

Wenn es weitere Personen gibt, die offiziell am Verfahren beteiligt waren, etwa nahe Verwandte, ein Anwalt oder eine Anwältin, werden diese ebenfalls informiert. Nach dem neuen Recht ist die künftige Betreuungsperson verpflichtet, Angehörigen und sonstigen Vertrauenspersonen auch im weiteren Verlauf der Betreuung regelmäßig Auskunft über die persönlichen Lebensumstände des oder der Betreuten zu erteilen (§ 1822 BGB neu). Ansonsten müssen Gericht und Betreuende Stillschweigen bewahren, um die Persönlichkeitsrechte der Betroffenen zu wahren.

Nach der Entscheidung führt eine Rechtspflegerin ein Gespräch mit dem Betreuer oder der Betreuerin und erklärt, welche Rechte und Pflichten sich aus dieser Aufgabe ergeben. Wenn Sie eine rechtliche Betreuung übernehmen, bekommen Sie beispielsweise erklärt, wann Sie welche Nachweise beim Gericht einreichen müssen und für welche Entscheidungen Sie eine separate Erlaubnis brauchen. Sie können in diesem Gespräch alle Fragen stellen, die Sie noch klären wollen. Wenn es mehrere Betreuende gibt, können Sie auch besprechen, wie genau Sie die Zusammenarbeit gestalten wollen.

Außerdem bekommen Sie in der Regel spätestens jetzt die Adresse und potenzielle Ansprechpersonen des örtlichen Betreuungsvereins genannt, damit Sie sich dort fortbilden und auf Wunsch mit anderen ehrenamtlichen Betreuerinnen und Betreuern austauschen können. Am Ende des Termins händigt die Rechtspflegerin Ihnen die Betreuer-Urkunde aus, auch Betreuerausweis genannt. Damit können Sie sich als Betreuer oder Betreuerin ausweisen, was beispielsweise nötig ist, um Bankgeschäfte für die betreute Person tätigen zu können. Wenn die Betreuung endet, müssen Sie die Urkunde ans Gericht zurückgeben.

Die eigenen Wünsche durchsetzen

Das Betreuungsgericht muss sich an den Wünschen der betroffenen Person orientieren. Damit das gelingt, ist es entscheidend, diese Wünsche rechtzeitig und klar zu kommunizieren.

→ **Das Bürgerliche Gesetzbuch** schreibt erstaunlich konkret vor, nach welchen Kriterien rechtliche Betreuerinnen und Betreuer ausgewählt werden sollen. Besonders wichtig ist dabei, dass die Wünsche und die familiäre Situation der Betroffenen so gut wie möglich berücksichtigt werden. Wortwörtlich heißt es in § 1816 BGB (gültig ab 2023): „Wünscht der Volljährige eine Person als Betreuer, so ist diesem Wunsch zu entsprechen, es sei denn, die gewünschte Person ist zur Führung der Betreuung [...] nicht geeignet. Lehnt der Volljährige eine bestimmte Person als Betreuer ab, so ist diesem Wunsch zu entsprechen, es sei denn, die Ablehnung bezieht sich nicht auf die Person des Betreuers, sondern auf die Bestellung eines Betreuers als solche."

Und weiter: „Schlägt der Volljährige niemanden vor, der zum Betreuer bestellt werden kann oder ist die gewünschte Person nicht geeignet, so sind bei der Auswahl des Betreuers die familiären Beziehungen des Volljährigen, insbesondere zum Ehegatten, zu Eltern und zu Kindern, seine persönlichen Bindungen sowie die Gefahr von Interessenkonflikten zu berücksichtigen." Damit das Gericht sich an diese Vorgaben halten kann, ist es auf die Mithilfe der Betroffenen angewiesen. Hier haben Sie als Verwandte auch die Möglichkeit, dem Betreuungsgericht Einblick in Ihre Familie zu gewähren. Das hilft Richterinnen, Richtern und Betreuungsbehörden einzuschätzen, wer wem wie nahe steht, welche Wünsche die betroffene Person hat und worauf Rücksicht genommen werden sollte.

Was Betroffene tun können

Schon bevor es zu einem Betreuungsverfahren kommt, können Betroffene ihre Wünsche in einer Betreuungsverfügung festhalten. Sofern sie sich klar äußern können, haben sie auch im Verfahren die Möglichkeit, den Entscheidungsträgern ihre Wünsche, Ängste und Vorstellungen zu erläutern. Im üblichen Verfahren werden Menschen, für die eventuell eine Betreuung eingerichtet wird, auch explizit danach gefragt.

Ermuntern Sie als Angehörige Ihre Eltern oder Freunde unbedingt dazu, sich zu öffnen und ihre Gedanken frei zu äußern.

Gut zu wissen

Im Zweifelsfall zählt immer das Wort der betroffenen Person. Suchen Sie daher das Gespräch. Wenn absehbar ist, dass etwa Ihre Mutter bald eine gesetzliche Vertretung brauchen wird, dann versuchen Sie zu ergründen, was sie sich wünscht in Bezug auf Finanzen, Gesundheit und die Wohnsituation. Schreiben Sie die Ergebnisse zusammen in Ihren eigenen Worten auf, um sicherzugehen, dass sich alle richtig verstanden haben. Diese Vorgehensweise hat keinen juristischen Wert im Sinne eines Beweises, aber sie hilft Ihnen und auch den Entscheidungsträgern bei der Einschätzung.

Manchmal trauen sich gerade ältere Menschen das nicht, etwa weil

- sie keine Schwäche zeigen wollen,
- sie keine Umstände machen oder „der Frau Richterin nicht zur Last fallen" wollen,
- die Kinder ja wissen, was sie sich wünschen, oder
- sie im offiziellen Gespräch so aufgeregt sind.

Dann ist die Unterstützung von Angehörigen oder Freunden besonders wichtig, die ermutigen und eventuell noch eigene Gedanken beisteuern können.

Kriterien des Gerichts

Das Betreuungsgericht muss sich möglichst eng an den Gesetzestext halten. Das bedeutet, es muss bei der Suche nach einer möglichen Betreuungsperson die folgende Reihenfolge einhalten:

1. Die Wunschperson des Betroffenen auswählen.
2. Einen nahen Verwandten auswählen, der ein gutes Verhältnis zum Betroffenen hat.
3. Eine andere ehrenamtliche Betreuungsperson bestimmen.
4. Einen Berufsbetreuer oder eine Berufsbetreuerin bestimmen.

Was genau das in der Praxis bedeutet, hängt vom konkreten Fall ab. Ideal ist es, wenn sich alle Beteiligten einig sind, wer in welchem Lebensbereich eine rechtliche Betreuung übernehmen soll. Tragen Sie das vor Gericht und gegenüber der Betreuungsbehörde entsprechend vor, haben die Richterinnen und Richter keinen Grund, etwas anderes zu entscheiden. Immer vorausgesetzt, dass das Gericht grundsätzlich der Ansicht ist, dass eine rechtliche Betreuung gebraucht wird.

Wenn die betroffene Person sich nicht selbst äußern kann, aber Sie als Angehörige sich einig sind, dann ist es ebenfalls einfach fürs Gericht. Die Richterinnen und Richter können dann davon ausgehen, dass Sie im Sinne Ihres Angehörigen handeln, und entsprechend entscheiden.

Sind die Angehörigen sich uneinig, wird es schwieriger. Dann sind Richter und Richterinnen, Verfahrenspfleger und Betreuungsbehörde verpflichtet herauszufinden, welche Entscheidung am ehesten im Sinne der betroffenen Person ist. Hier können dann auch die Einschätzungen von Ärztinnen und Ärzten, Pflegekräften und Nachbarn hilfreich sein.

Wenn das Gericht ablehnt

Ab und zu kommt es vor, dass das Gericht die vorgeschlagene Betreuungsperson oder generell die Notwendigkeit einer rechtlichen Betreuung ablehnt. In solchen Fällen haben Sie die Möglichkeit, nachzufragen und sich die Gründe für die Entscheidung erklären zu lassen. Wenn Sie anderer Ansicht sind oder den Eindruck haben, dass das Gericht wichtige Details nicht oder falsch berücksichtigt hat, dann kann die betroffene Person eine Beschwerde einlegen. Und zwar bei dem Gericht, das die Entscheidung getroffen hat. Das muss in der Regel innerhalb eines Monats passieren. Die genauen Fristen müssen im Schreiben mit der Entscheidung genannt sein.

Sie als Angehörige dürfen bei der Formulierung der Beschwerde helfen. Das ist besonders sinnvoll, wenn Ihr Angehöriger sich nicht mehr so gut äußern kann. Sie sollten gemeinsam gut begründen, warum Sie

HÄTTEN SIE'S GEWUSST?

Die **Entscheidung eines Betreuungsgerichts** ist nie dauerhaft. Spätestens nach sieben Jahren, meist schon früher, muss das Gericht die Lebenssituation der Betroffenen überprüfen und dann neu entscheiden.

Betreute Personen können jederzeit einen **Antrag auf eine Überprüfung** stellen, wenn sich etwas Grundlegendes geändert hat – zum Besseren oder Schlechteren.

Gab es bislang einen Berufsbetreuer und kommt jetzt doch eine **ehrenamtliche Betreuung** infrage, dann müssen Berufsbetreuer das Gericht darauf hinweisen, dass eine Privatperson die Betreuung übernehmen kann.

anderer Ansicht sind als das Gericht. Bei der Formulierung kann auch ein Betreuungsverein oder ein Fachanwalt helfen. Wichtig ist, dass die betroffene Person am Schluss selbst die Beschwerde unterschreibt und – am besten per Einschreiben – abschickt.

Das Gericht muss die Beschwerde daraufhin prüfen. Wenn es durch die neuen Gründe anders entscheidet und Sie damit einverstanden sind, gilt der neue Beschluss. Ansonsten muss der zuständige Amtsrichter oder die zuständige Amtsrichterin die Akte dem Landgericht zur Entscheidung vorlegen. Auch eine Rechtsbeschwerde zum Bundesgerichtshof ist möglich. Dort wird der Fall dann erneut geprüft.

Für die konkrete Lebensführung nutzt Ihnen das allerdings erst mal wenig, da das Prüfen von Beschwerden seine Zeit braucht. Wenn Sie also unsicher sind, wie das Gericht entscheiden wird, dann ist es sinnvoll, sich im Vorhinein von einem Betreuungsverein beraten zu lassen, wie Sie das Verfahren am besten angehen. So können Sie im Idealfall bereits alle nötigen Nachweise liefern, sodass in Ihrem Sinne entschieden wird.

Das Eilverfahren

Manchmal muss es schnell gehen. In Notfällen kann das Gericht binnen weniger Stunden eine vorübergehende Betreuung einrichten. Das nennt man „einstweilige Anordnung“.

Immer mal wieder kommt es zu Situationen wie dieser:

Klaus, Mitte 50, erleidet Ende April 2022 überraschend einen Herzinfarkt. Die Notfallsanitäter können seinen Zustand stabilisieren, Klaus bleibt aber bewusstlos. Er kommt auf die Intensivstation. Zunächst bleibt sein Zustand gleich. Die Ärztinnen und Ärzte haben Hoffnung, dass er wieder gesund werden kann, wenn er vorerst künstlich ernährt wird.

Klaus ist glücklich verheiratet mit Amira, hat allerdings weder eine Vorsorgevollmacht noch eine Patientenverfügung. In einer solchen Situation ist erst mal niemand befugt, die Entscheidung zu treffen, ob eine künstliche Ernährung gestartet werden soll oder nicht. Auch seine Ehefrau Amira darf nichts für ihn entscheiden, selbst wenn das Klinikpersonal eine künstliche Ernährung eindeutig empfiehlt und sie stark vermutet, dass Klaus das auch wollen würde.

Das Eilverfahren sieht vor, dass die Klinik eine E-Mail oder ein Fax an das zuständige Betreuungsgericht schickt, die Situation schildert und – wenn sie einverstanden ist – Amira als vorübergehende rechtliche Betreuerin für den Bereich „Gesundheitssorge" vorschlägt. Denn nur als Betreuerin darf sie für Klaus entscheiden.

→ Neuregelung ab 2023

Die meisten Eheleute gehen davon aus, dass sie in Notsituationen für Partner oder Partnerin entscheiden dürfen. Bisher ist das aber nicht der Fall. Da dieses Missverständnis seit Jahren für Probleme sorgt, hat der Gesetzgeber eine Neuerung beschlossen, die ab 1. Januar 2023 gültig wird. Ab dann gilt § 1358 BGB „Gegenseitige Vertretung von Ehegatten in Angelegenheiten der Gesundheitssorge". Eheleute erhalten damit bestimmte, zeitlich begrenzte Befugnisse im medizinischen Bereich, wenn der oder die andere sich nicht äußern kann. Die wichtigsten sind: Man darf in Untersuchungen und Behandlungen einwilligen oder sie verbieten, Verträge mit Klinik, Reha- oder Pflege-Einrichtungen abschließen und Leistungen etwa von Kranken- oder Pflegekasse beantragen. Die Neuregelung gilt auch für eingetragene Lebenspartnerschaften.

Bis die Neuregelung in Kraft tritt, ist es für das Eilverfahren nötig, dass das Gericht zunächst anruft, im Beispielfall bei Amira. Ein Richter oder eine Richterin bespricht mit ihr einige Details und kann aus der Ferne, wenn die Situation so eindeutig ist wie beschrieben, die rechtliche Betreuung per Beschluss einrichten. Dann erst darf Amira in Behandlungen für Klaus einwilligen.

Für alle weiteren Personen, beispielsweise erwachsene Kinder, bleibt dieses Prozedere weiterhin die einzige Möglichkeit, um rechtlich wirksam für einen anderen Menschen entscheiden zu dürfen. Auch ein Recht auf Auskunft gibt es offiziell nur mit Zustimmung – durch die betroffene Person oder ein Betreuungsgericht.

In wirklich dringenden Fällen kann das Gericht binnen weniger Stunden vom Erstkontakt bis zur Betreuerverpflichtung entscheiden. Auf diese Weise können sowohl Angehörige als auch Berufsbetreuer per einstweiliger Anordnung zu Betreuungspersonen bestimmt werden und dann wichtige Entscheidungen treffen. Die Anhörung des Betroffenen durch den zuständigen Richter oder die Richterin und eine ausführliche Aufklärung für die Betreuungsperson muss dann zügig nachgeholt werden.

Eilentscheidungen dürfen maximal sechs Monate gültig sein. Danach ist einmalig eine Verlängerung möglich. Spätestens nach einem Jahr muss die rechtliche Betreuung aber wieder aufgehoben werden, oder das übliche Verfahren muss starten.

Die Kosten einer Betreuung

Betreuende haben einen Anspruch auf ein Honorar oder eine Aufwandspauschale. Auch das Gericht erhebt Gebühren.

Wer eine gesetzliche Vertretungsperson hat, muss für deren Arbeit etwas zahlen, sofern Vermögen vorhanden ist. Damit Hilfsbedürftige nicht finanziell ausgenutzt werden können, gibt es strenge gesetzliche Vorgaben, wer wann was bekommt.

Grundsätzlich dürfen zwei Parteien Geld von der betreuten Person verlangen: Betreuende und Betreuungsgericht. Die Höhe der Kosten ist maßgeblich vom Vermögen des betreuten Menschen abhängig. Wer nach dem Gesetz mittellos ist, also die Kosten nicht oder nur in Raten aus seinem Vermögen begleichen könnte, muss nichts zahlen. Dann übernimmt die Staatskasse sämtliche Kosten der Betreuung. 5 000 Euro gelten als Schonvermögen.

Was bekommen Betreuende?

Wie viel Betreuer und Betreuerinnen bezahlt bekommen, hängt von verschiedenen Faktoren ab. Die entscheidende Frage ist, ob es sich um eine ehrenamtliche oder eine Berufsbetreuung handelt. Ehrenamtliche, egal ob sie mit der betreuten Person verwandt sind oder nicht, erhalten in der Regel nur eine Aufwandsentschädigung, entweder als jährliche Pauschale oder nach individueller Abrechnung. Die Pauschale beträgt 425 Euro (ab 2023; bis dahin sind es 400 Euro). Der Nachweis von individuell höheren Ausgaben für die Betreuung ist möglich, aber mit mehr Aufwand verbunden. Wie Sie die Aufwandsentschädigung beantragen, lesen Sie ab S. 93.

Berufsbetreuerinnen und -betreuer erhalten grundsätzlich monatliche Pauschalen. Deren Höhe ist in den Vorschriften des Vormünder- und Betreuervergütungsgesetzes (VBVG) festgelegt und abhängig

- vom Vermögen der betreuten Person,
- von ihrer Wohnform (privat oder stationär versorgt, etwa in einem Pflegeheim),
- von der Dauer der bisher geführten Betreuung sowie
- von der Ausbildung und Erfahrung des Betreuers oder der Betreuerin.

In den ersten drei Monaten bekommen Berufsbetreuerinnen und -betreuer grundsätzlich die höchsten Monatspauschalen, weil in dieser Zeit besonders viel neu zu organisieren ist. Danach gelten vier weitere Stufen, nämlich in den Monaten 4 bis 6; 7 bis 12; 13 bis 24 und ab 25. Sehr erfahrene Betreuende können von Vermögenden im ersten Quartal der Betreuung maximal 486 Euro pro Monat erhalten. Unerfahrene bekommen höchstens 298 Euro. Ab dem dritten Jahr sind es maximal 78 bis 211 Euro monatlich.

Für bestimmte Aufgaben gibt es eine Sondervergütung, etwa wenn ein Berufsbetreuer ein besonders hohes Vermögen oder nicht genutzten Wohnraum der betreuten Person verwalten muss oder wenn er den Betroffenen auch als Anwalt vertritt und dadurch kein externer Rechtsanwalt beauftragt werden muss. Auch wenn es zu einem Betreuerwechsel kommt, vom ehrenamtlichen zum Berufsbetreuer oder umgekehrt, haben Berufsbetreuer und -betreuerinnen Anspruch auf eine Extrazahlung. Das soll dem höheren Aufwand solcher Situationen gerecht werden.

Wofür keine Betreuungsperson zusätzliches Geld verlangen darf, sind hingegen Kosten für einen eigenen Pkw, für lange Anfahrten zu einem weiter entfernt lebenden Betroffenen oder einen Dolmetscher, falls es zu Verständigungsproblemen mit der betreuten Person kommt. Das ist über die Pauschalen abgegolten.

Was bekommt das Gericht?

Richter, Rechtspflegerinnen, Gutachter und mitunter weitere Beteiligte brauchen Zeit, um eine rechtliche Betreuung in die Wege zu leiten und regelmäßig zu prüfen. Auch daran müssen sich Betreute in gewissem Maße finanziell beteiligen. Ob sie etwas zah-

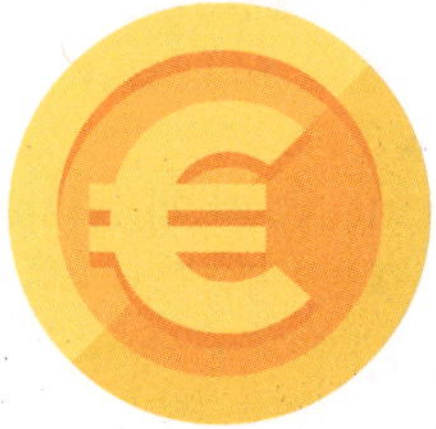

DIE 3 STUFEN DER GEBÜHREN

1 Wer **weniger als 5 000 Euro Vermögen** hat, muss grundsätzlich nichts ans Gericht zahlen.

2 Betreute, die ein **Vermögen zwischen 5 000 und 25 000 Euro** haben, müssen sich an bestimmten Basiskosten beteiligen, etwa für Gutachten.

3 Von Betreuten, die **mehr als 25 000 Euro Vermögen** besitzen, erhebt das Gericht zusätzlich eine Jahresgebühr. Deren Höhe ist vom Vermögen abhängig.

Um die Gerichtsgebühren zu bestimmen, ist es deshalb bei jeder Betreuung nötig, das Vermögen der betroffenen Person zu schätzen.

len müssen und wie viel, hängt neben dem Vermögen auch davon ab, wie umfangreich die Betreuung ist.

Gibt es eine rechtliche Betreuung im Bereich Finanzen, wird eine Jahresgebühr ab einem Vermögenswert von 25 000 Euro fällig. Angemessenes Wohneigentum zählt nicht zum Vermögen, sofern die betreute Person, der Partner oder die Partnerin darin wohnt. Die Gebühr beträgt mindestens 200 Euro und ist nicht gedeckelt. Für jede angefangenen 5 000 Euro Vermögen steigt die Gebühr um 10 Euro. Mit einem Vermögen von etwa 500 000 Euro müssen Betreute beispielsweise eine Jahresgebühr von 600 Euro zahlen.

Wenn die Betreuung sich nur auf andere Lebensbereiche bezieht, etwa Wohnungs- oder Behördenangelegenheiten, dann beträgt die jährliche Gebühr maximal 300 Euro. Hinzu kommen Kostenbeteiligungen an Gutachten, für einen Verfahrenspfleger oder in Form einer allgemeinen Dokumentenpauschale.

Verlängerung und Ende der Betreuung

Eine rechtliche Betreuung wird in der Regel für einige Jahre eingerichtet und muss dann überprüft werden. Es gibt verschiedene Szenarien, wann sie endet.

Einmal betreut, für immer betreut? So einfach ist es nicht. Jede rechtliche Betreuung wird nur für eine bestimmte Zeit eingerichtet. Diese steht im Gerichtsbeschluss. Manchmal sind es nur einige Monate, etwa wenn eine zügige Verbesserung des Gesundheitszustands zu erwarten ist. Die maximal mögliche Spanne sind sieben Jahre. Zwischen einem Tag und sieben Jahren ist potenziell alles möglich.

Nach der gerichtlich festgelegten Zeitspanne muss die betroffene Person erneut angehört werden. Außerdem muss geprüft werden, ob die Voraussetzungen für eine Betreuung immer noch gegeben sind und, wenn ja, für welche Lebensbereiche diese verlängert werden sollte.

Wenn die Situation sich verbessert, etwa weil ein Mensch nach einem Schlaganfall wieder gesund wird, muss die Betreuung aufgehoben werden, sobald es geht. Einen entsprechenden Antrag kann die betroffene Person jederzeit selbst stellen. Aber auch Betreuende sind verpflichtet, darauf hinzuweisen. Auch wenn die Betreuung nur für eine einzelne Angelegenheit eingerichtet wurde und diese erledigt ist, muss das Gericht sie wieder aufheben.

Weitere Aufgaben sind möglich, wenn die Lage sich verschlechtert.

Verschlechtert sich der Zustand der betreuten Person, kann der Betreuer oder die Betreuerin beim Gericht weitere Befugnisse erbitten oder anregen, dass jemand anderes weitere Aufgaben übernehmen sollte. Wenn die aktuelle Betreuungsperson die Arbeit nicht mehr übernehmen kann oder möchte, kann sie auch die gesamte Betreuung an jemand anderen abgeben. Sofern die Betreuung nicht aufgehoben wird, endet sie mit dem Tod der betreuten Person.

Überprüfung

Spätestens nach Ablauf der festgelegten Zeitspanne wird erneut in einem ähnlichen Verfahren wie zu Beginn geprüft, wie die Lage ist. Ob ein erneutes Gutachten nötig ist und wie viele Gespräche geführt werden, ist vom Einzelfall abhängig. Wenn Sie eine rechtliche Betreuung übernommen haben, werden Sie in jedem Fall auch angehört.

Anschließend entscheidet das Gericht, ob und in welchen Bereichen weiterhin eine rechtliche Betreuung notwendig ist und wer diese übernimmt. Manchmal ändert sich nichts und alle Beteiligten können so weitermachen wie bisher. Wenn doch, dann werden die Änderungen mit dem Tag des Gerichtsbeschlusses wirksam. Darin muss wieder festgehalten sein, wie lange die Betreuung dieses Mal gültig sein soll. Eine unbefristete Einrichtung gibt es nicht.

Tod der betreuten Person

Wenn die betreute Person stirbt, dann endet die rechtliche Betreuung automatisch mit dem Todestag. Als Betreuerin oder Betreuer sind Sie verpflichtet, dem Gericht Bescheid zu geben, sobald Sie von deren Tod erfahren haben.

Anschließend gibt es noch einiges zu erledigen. Unter anderem müssen Sie einen Schlussbericht verfassen und die Betreuer-Urkunde wieder ans Gericht zurückschicken. Außerdem dürfen Sie sich vorübergehend noch um wichtige Aufgaben kümmern, solange die Erben noch nicht feststehen. Für die Bestattung und die Regelung des Erbes sind Sie aber nicht zuständig. Weitere Details lesen Sie in Kapitel 5 im Abschnitt „Letzte Dinge erledigen“ (S. 125).

Von Geschäften, Verträgen, Prozessen und Wahlen

Eine rechtliche Betreuung ändert nichts daran, dass Erwachsene für sich selbst entscheiden dürfen. Hier finden Sie Details zu Geschäfts-, Einwilligungs- und weiteren Fähigkeiten.

„**Rechtliche Betreuung** ist doch wie Entmündigung, oder? Dann muss man für alles um Erlaubnis bitten." Das denken viele Menschen. Und es ist falsch.

Verträge abschließen, Gesundheitsentscheidungen treffen oder an Gerichtsverfahren teilnehmen dürfen auch Betreute. Ausnahmen von dieser Regel sind zwar möglich, müssen aber in jedem Fall separat entschieden und klar begründet werden. Nachfolgend erläutern wir einige juristische Fachbegriffe und ihre Bedeutung im Alltag.

Geschäftsfähigkeit

Volljährige sind in Deutschland grundsätzlich geschäftsfähig. Das bedeutet, sie dürfen für sich selbst sogenannte Rechtsgeschäfte abschließen, und diese sind gültig. Dazu gehören etwa Kauf-, Darlehens- und Mietverträge. Jede betreute Person kann solche Verträge weiter für sich abschließen – auch in dem Lebensbereich, in dem ein Betreuer oder eine Betreuerin sie vertreten darf.

Eine Ausnahme gilt, wenn Betroffene so krank oder anderweitig eingeschränkt sind, dass sie nicht mehr verstehen können, was sie abschließen und welche Konsequenzen das hat. Das kann beispielsweise bei einer weit fortgeschrittenen Demenz, geistiger Behinderung oder bestimmten Formen von psychischen Erkrankungen der Fall sein. Dann kann ein Gericht auf der Grundlage eines psychiatrischen Gutachtens feststellen, dass sie geschäftsunfähig sind. Das soll Betroffene schützen, damit sie nicht etwa aus Versehen ihr Haus verkaufen. Ohne Unterschrift des Betreuers oder der Betreuerin sind Verträge dann nicht gültig.

→ Entscheidung im Verfahren

Während des Betreuungsverfahrens muss die Geschäftsfähigkeit nicht standardmäßig beurteilt werden. Nur wenn eine Krankheit oder andere Umstände darauf hinweisen, dass jemand geschäftsunfähig sein könnte, greifen die allgemeinen rechtlichen Regelungen zur Geschäftsfähigkeit. Es handelt sich um zwei verschiedene Regularien, die manchmal in einem Verfahren entschieden werden.

Einwilligungsfähigkeit

Auch Geschäftsunfähige können noch rechtlich einwilligungsfähig sein. Das ist der Fall, wenn Betroffene nach entsprechender Aufklärung in der Lage sind, die Bedeutung und Tragweite einer Entscheidung zu verstehen. Entscheidend ist das vor allem in Bezug auf medizinische Maßnahmen. Um in eine Untersuchung oder Behandlung einzuwilligen, müssen Sie in der Regel nicht geschäftsfähig sein. Aber Sie sollten verstehen, was mit Ihnen passiert und warum, und welche Konsequenzen das haben kann.

Sofern ein Mensch einwilligungsfähig ist, darf er allein entscheiden. Eine Betreuungsperson darf nicht anders entscheiden, weil sie etwas anderes für sinnvoller hält.

Nur wenn jemand auch nach angemessener Erklärung und Bedenkzeit die Konsequenzen einer Entscheidung nicht verstehen kann, gilt er als einwilligungs- und entscheidungsunfähig. Dann ist das Wort der Betreuungsperson entscheidend, sofern sie für den Lebensbereich zuständig ist.

Übrigens: Wer einwilligungsunfähig in Bezug auf eine Situation ist, muss nicht zwangsläufig geschäftsunfähig sein. Beides sind getrennte Entscheidungsprozesse.

Willensbildungsfähigkeit

Im sozialen Bereich ist häufiger vom „natürlichen Willen“ die Rede. Das meint die Fähigkeit, sich eine Meinung bilden und diese äußern zu können. Es geht hier nicht um komplexe Themen wie eine medizinische Behandlung, sondern um alltägliche Entscheidungen wie die Frage, ob man gerade etwas essen, spazieren gehen oder schlafen möchte. Die meisten Menschen können einen natürlichen Willen bilden und diesen auch – verbal oder durch Gesten – äußern.

Außenstehende müssen sich daran orientieren und dürfen niemanden gegen seinen Willen anders behandeln, etwa weil sie

Gut zu wissen

Einwilligungsfähigkeit und Einwilligungsvorbehalt klingt sehr ähnlich, meint aber zwei verschiedene Dinge. Bei der Fähigkeit geht es wie beschrieben darum, dass jemand in medizinische Untersuchungen und Behandlungen einwilligen kann, nachdem er diese erklärt bekommen und verstanden hat. Der Vorbehalt hingegen hat in der Regel etwas mit Finanzen zu tun. Wenn jemand geschäftsunfähig ist, kann das Gericht einen Einwilligungsvorbehalt einrichten. Dann muss der Betreuer oder die Betreuerin zustimmen, damit die betroffene Person Geld ausgeben oder einen Vertrag abschließen darf und dieser rechtsgültig wird. Mehr zum Einwilligungsvorbehalt lesen Sie in Kapitel 3 ab S. 61.

der Meinung sind, dass zum Beispiel die Mutter jetzt doch müde sein müsste oder ihr ein Spaziergang guttäte. Wenn sie das nicht möchte, darf man sie nicht zwingen.

Auch hier können Ausnahmen möglich sein, beispielsweise falls jemand durch eine Krankheit das eigene Hungergefühl nicht mehr korrekt zuordnen kann. Dann ist es unter bestimmten Bedingungen mit richterlicher Erlaubnis möglich, einen Menschen zwangszuernähren, wenn er sonst verhungern würde, aber eigentlich leben möchte. Dies sind jedoch extrem seltene Einzelfälle.

Verfahrensfähigkeit

Alle Erwachsenen haben grundsätzlich das Recht, sich am eigenen Betreuungsverfahren zu beteiligen. Das ist die Verfahrensfähigkeit. Sie müssen angehört werden, wenn sie sich äußern wollen. Betreuende dürfen sich nicht einfach für die Betroffenen äußern oder diese gar am direkten Kontakt mit dem Gericht hindern. Auch Verfahrenspflegerinnen und -pfleger dürfen Betroffenen zwar zur Seite stehen, deren Äußerungen aber nicht komplett ersetzen, sofern sie sich selbst noch äußern können und wollen.

Die Post vom Gericht müssen Betreute ebenfalls immer selbst lesen dürfen. Wenn sie einen Anwalt oder eine Anwältin für ihr eigenes Betreuungsverfahren einschalten wollen, dürfen sie das rechtskräftig auch dann tun, falls sie ansonsten als geschäftsunfähig gelten.

Prozessfähigkeit

Die Prozessfähigkeit bezieht sich auf alle anderen Gerichtsverfahren, etwa Zivilklagen. Prozessfähige sind in der Lage, gegebenenfalls mithilfe eines Anwalts oder einer Anwältin, einen Prozess zu führen, um beispielsweise Schmerzensgeld zu bekommen, weil sie falsch behandelt wurden. Eine Betreuung ist hier irrelevant. Nur wer geschäfts- oder willensbildungsunfähig ist, gilt in der Regel auch als prozessunfähig.

Gibt es im betroffenen Bereich einen Einwilligungsvorbehalt, dürfen Betroffene den Prozess nicht selbstständig führen, sondern benötigen die Zustimmung ihres Betreuers oder ihrer Betreuerin. Rechtliche Betreuungspersonen dürfen auch im Prozess als gesetzliche Vertretung handeln, wenn der Lebensbereich betroffen ist, für den sie laut Gericht zuständig sind. Teilweise müssen sie das sogar, um der betreuten Person zu ihrem Recht zu verhelfen oder ungerechtfertigte Forderungen abzuwehren.

Beispiele der gerichtlichen Vertretung:

- **Recht durchsetzen:** Bei einer Operation hat die Fachärztin einen Fehler gemacht, sodass Markus erblindet ist. Seine Betreuerin ist berechtigt und verpflichtet, in einem Zivilprozess ein Schmerzensgeld einzufordern.
- **Schaden abwehren:** Monikas Nachbar behauptet, dass diese ihn mit dem Fahrrad angefahren hat. Er habe sich dadurch verletzt und fordere Schmerzensgeld. Monikas Betreuerin darf und muss

den Prozess in Monikas Namen führen und ist angehalten, die Umstände mit aufzuklären und den finanziellen Schaden für sie möglichst gering zu halten.

Ehefähigkeit

Es gibt bestimmte Rechte, die in Deutschland besonders geschützt sind. Dazu gehört das Recht, eine Ehe zu schließen. Es ist höchstpersönlich und unübertragbar.

Auch wer unter rechtlicher Betreuung steht, kann heiraten. Er oder sie muss nur verstehen, was eine Eheschließung bedeutet. Standesbeamtinnen und -beamte haben das Recht, diese Ehefähigkeit zu prüfen. Ist bekannt, dass der oder die Heiratswillige unter Betreuung steht, wird diese Prüfung vielleicht intensiver ausfallen als sonst.

Testierfähigkeit

Auch das Recht, ein Testament aufzusetzen, ist höchstpersönlich und unübertragbar. Das Gesetz geht davon aus, dass alle über 16-Jährigen prinzipiell testierfähig sind. Sie müssen nur zur Bildung eines freien Willens fähig sein und verstehen, dass sie gerade ein Testament errichten.

Ist ein Mensch, etwa aufgrund einer geistigen Behinderung oder einer fortgeschrittenen Demenz, testierunfähig, darf eine Betreuungsperson dies nicht übernehmen. Eine Vertretung ist ausgeschlossen. Das heißt, wenn jemand nicht mehr testierfähig ist, kann kein Testament aufgesetzt und auch kein altes Testament mehr verändert werden. Für eine Äußerung oder Änderung des letzten Willens ist es dann zu spät.

Wahlrecht

Bis zum 30. Juni 2019 galt eine Besonderheit im deutschen Wahlrecht: Personen, die „in allen Angelegenheiten“ unter rechtlicher Betreuung standen, durften auch nicht an demokratischen Wahlen, etwa zum Land- oder Bundestag, teilnehmen. Man ging davon aus, dass die Betroffenen so hilflos und desorientiert seien, dass sie keine sinnvolle Wahlentscheidung treffen könnten.

Diese Regelung wurde für verfassungswidrig erklärt und abgeschafft. Mittlerweile gibt es keine Mitteilung mehr an die Wahlbehörden, ob und in welchen Angelegenheiten jemand rechtlich betreut wird. Betreute dürfen nun unabhängig von Erkrankung oder Behinderung an allen demokratischen Wahlen teilnehmen, wie es auch die UN-Behindertenrechtskonvention vorsieht.

Eine Wahlassistenz ist erlaubt. Das heißt, ein Betreuer oder eine Vertrauensperson darf für die betroffene Person zum Beispiel die Briefwahlunterlagen beantragen, ihr die zur Wahl stehenden Parteien und Personen laut vorlesen oder sie in die Wahlkabine begleiten. Als Hilfe dürfen Sie beispielsweise auch passende Webseiten in leichter Sprache heraussuchen, damit die Betroffenen sich einen eigenen Eindruck über die Wahlprogramme verschaffen können. Die Wahl beeinflussen darf aber niemand. Das ist – wie in allen anderen Fällen auch – strafbar.

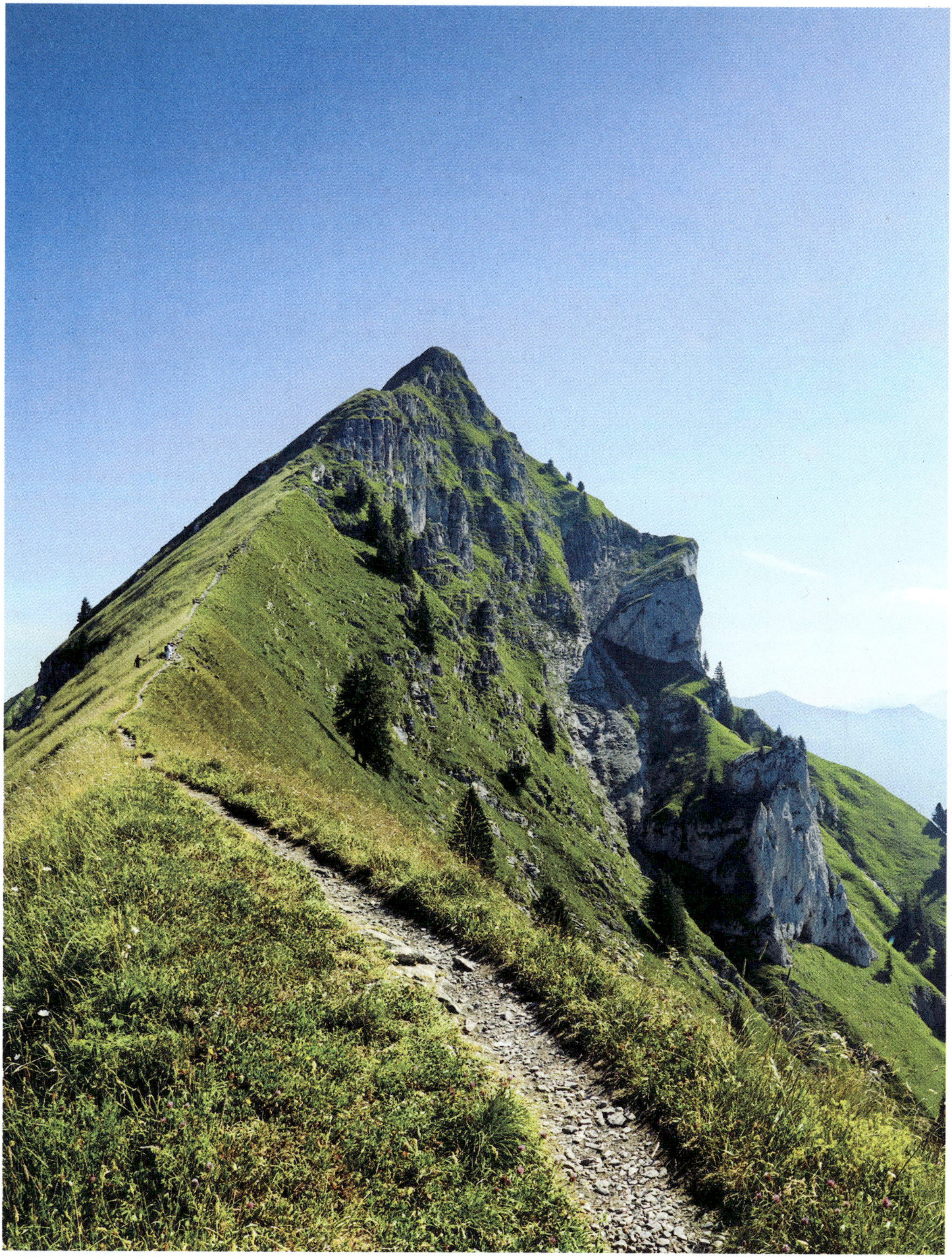

Das leisten Betreuende

Betreuer und Betreuerinnen werden für feste Lebensbereiche eingesetzt, die sogenannten Aufgabenkreise. Am häufigsten ist eine Vertretung in den Bereichen Vermögen, Behörden, Gesundheit und Wohnen nötig.

Es ist das erklärte Ziel des deutschen Betreuungsrechts, nur in den Lebensbereichen eine rechtliche Betreuung einzurichten, in denen diese wirklich nötig ist. Zwar gibt es die Möglichkeit der rechtlichen Betreuung „in allen Angelegenheiten", die kommt aber nur relativ selten vor.

Die Regel ist eine Zuordnung bestimmter Bereiche, juristisch „Aufgabenkreise" genannt. Das Gesetz sieht keine starren Grenzen vor. In der Praxis haben sich bestimmte Bereiche herauskristallisiert, in denen eine Betreuung besonders häufig sinnvoll ist.

Dazu gehören die Verwaltung des Vermögens, Behördenangelegenheiten, Entscheidungen zur Gesundheit und die Organisation rund ums Wohnen. Die Zuteilung, was Betreuer und Betreuerinnen erledigen dürfen, übernimmt das Betreuungsgericht. Angehörige fühlen sich häufig nur in bestimmten Lebensbereichen kompetent genug, um diese Arbeit für jemand anderen zu übernehmen. Das soll das Gericht berücksichtigen und lässt sich zum Beispiel so lösen, dass sich mehrere Betreuende die Arbeit teilen.

Gut vertreten

Das Betreuungsgericht legt fest, in welchen Lebensbereichen (= Aufgabenkreisen) der Betreuer oder die Betreuerin jemanden offiziell vertreten darf. Nur selten sind alle Angelegenheiten betroffen.

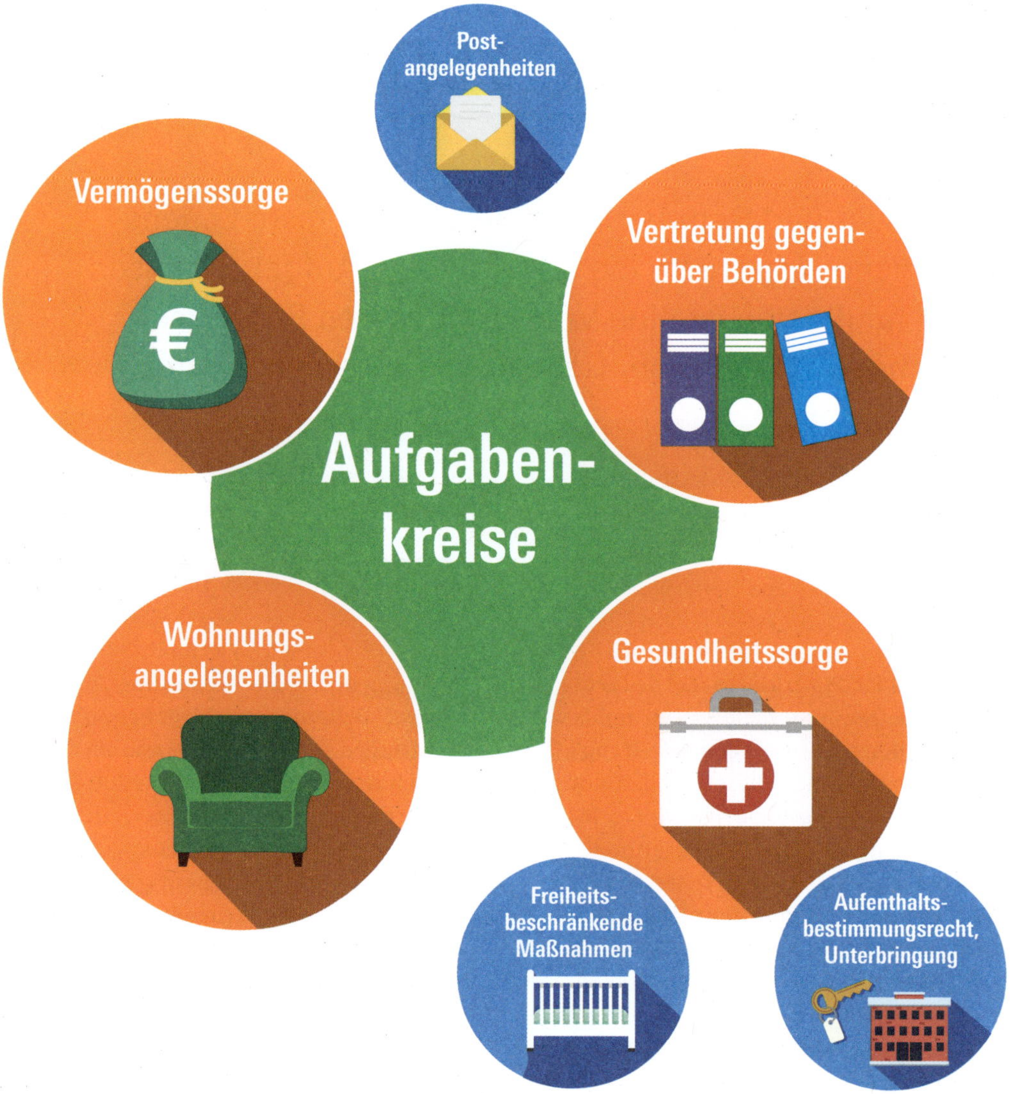
Aufgaben-
kreise
Post-
angelegenheiten
Vermögenssorge
Vertretung gegen-
über Behörden
Wohnungs-
angelegenheiten
Gesundheitssorge
Freiheits-
beschränkende
Maßnahmen
Aufenthalts-
bestimmungsrecht,
Unterbringung

Finanzen

Häufig kümmern sich Betreuende um die Finanzen, der juristische Begriff ist „Vermögenssorge". Das Geld der Betreuten muss sinnvoll angelegt, Schulden sollen verringert werden.

Es gibt verschiedene Gründe, warum jemand mit der Regelung seiner Finanzen überfordert sein kann. Ein Vermögen zu verwalten kann sehr aufwendig sein, und wenn man Fehler macht, ist schnell viel Geld verloren. Wer hohe Schulden hat, verliert eventuell den Überblick und weiß sich nicht zu helfen. Und manchmal sind die alltäglichen Geschäfte mit Banken und Behörden schlicht zu viel.

Etwa in solchen Fällen können und müssen Betreuende nach entsprechendem Gerichtsbeschluss den Betroffenen bei ihren Finanzen helfen beziehungsweise sich allein darum kümmern. Das ist relativ häufig der Fall. Manchmal wird eine umfangreiche Vermögenssorge übertragen, manchmal sind es nur feste Teilbereiche.

Was ist zu tun?

Zu den typischen Aufgaben im Aufgabenkreis „Vermögenssorge" gehören

- die Kontoführung,
- das Verwalten von Bankguthaben und anderem Vermögen, inklusive Umschichtungen,
- das Erledigen von Zahlungen, beispielsweise Miete, Heim- oder Pflegekosten,
- das Prüfen der laufenden Ausgaben und – sofern sinnvoll – deren Reduzierung, etwa eine Auslandsreisekrankenversicherung kündigen, wenn sie längst nicht mehr nötig ist,
- steuerliche Angelegenheiten wie Abgabe der Einkommensteuererklärung.

Weitere Befugnisse sind denkbar, etwa

- die Schuldenregulierung,
- die Abwehr von unberechtigten Zahlungsaufforderungen,
- der Abschluss oder die Kündigung von Mietverträgen,
- der Verkauf von Immobilien,
- die Aufnahme eines Kredits,
- das Einfordern von Ansprüchen aus einem Erbe, etwa des Pflichtteils, oder das Verzichten auf ein Erbe, wenn es zum Nachteil der betreuten Person wäre,
- das Zustimmen, Ändern oder Ablehnen in bestimmten Familienangelegenheiten, etwa in Bezug auf einen Ehevertrag oder eine Gütergemeinschaft.

Pflichten in der Vermögenssorge

Als Betreuer oder Betreuerin müssen Sie sich in der Vermögenssorge an bestimmte

Pflichten halten. Dazu gehört insbesondere, dass das Vermögen wirtschaftlich und nach den Wünschen der betreuten Person verwaltet wird. Geld, das nicht für die Lebensführung gebraucht wird, muss sicher und nach Möglichkeit gewinnbringend angelegt werden. Riskante Aktiengeschäfte sind tabu. Wenn Sie einen Teil des Vermögens längerfristig anlegen oder in einen breit gestreuten und eher sicheren Aktienfonds investieren wollen, ist das mit einer Genehmigung des Gerichts oft möglich.

Für betreuende Partnerinnen, Partner und enge Verwandte gelten weniger strenge Regeln als für fremde Betreuungspersonen. Sie sind in der Regel von der Rechnungslegungspflicht befreit. Das heißt, sie müssen keine detaillierten Berichte ans Gericht schicken, wann und wofür welches Geld ausgegeben wurde und reingekommen ist. Berufsbetreuer müssen das tun und jede einzelne Zahlung und Einnahme mit Quittungen belegen, damit das Gericht nachvollziehen kann, wie das anvertraute Geld verwendet wurde. Zudem sind sie verpflichtet, einen sogenannten Sperrvermerk einzurichten, sodass sie nur mit gerichtlicher Genehmigung Zugriff auf das Vermögen der betreuten Person haben. Dies gilt auch für ehrenamtliche Betreuende, die mit dem oder der Betroffenen nicht in gerader Linie verwandt sind. Girokonten für regelmäßige Abrechnungen sind ausgenommen.

Bei engen Verwandten geht man hingegen davon aus, dass sie mit dem Familienvermögen sinnvoll umgehen, und der Gesetzgeber möchte ihnen nicht die umfangreichen Berichtspflichten auferlegen. Sie müssen daher lediglich alle paar Jahre eine einfache Vermögensübersicht beim Gericht einreichen, in der ersichtlich wird, wie sich Vermögen und Schulden entwickelt haben. Um das mit dem Anfangsstand vergleichen zu können, gilt für alle: Zu Beginn der Betreuung müssen Sie ein Vermögensverzeichnis erstellen. Details dazu ab S. 98.

Wichtig bei der Verwaltung des Vermögens ist das Trennungsprinzip: Sie dürfen kein Geld für die betreute Person auf Ihrem eigenen Konto parken oder von dort aus weiterleiten. Und natürlich dürfen Sie es nicht für sich selbst verwenden. Die Konten müssen strikt getrennt bleiben. Nur falls Sie das Vermögen für Ihren Partner oder Ihre Partnerin verwalten und bisher gemeinsame Konten nutzen, sind die Regeln weniger streng. Sprechen Sie mit dem Gericht ab, wie Sie dann am besten vorgehen.

Eile ist geboten, falls die betreute Person etwas erben soll. Dann sollten Sie zügig prüfen, ob Vermögen oder Schulden vererbt werden. Wollen Sie das Erbe im Namen der betreuten Person ausschlagen, müssen Sie das binnen sechs Wochen tun und vorher eine Genehmigung einholen.

Extra-Genehmigungen

Bestimmte Entscheidungen müssen sich alle Betreuenden vorab vom Gericht genehmigen lassen, egal ob und wie eng sie mit der betreuten Person verwandt sind. Darüber klärt das Gericht auch beim ersten Termin auf. Die wichtigsten genehmigungspflichtigen Rechtsgeschäfte im Bereich Vermögenssorge sind:

- Kreditaufnahme (ab 2023 nicht mehr für einen Dispo-Kredit des Girokontos)
- Grundstücks- und Schiffsgeschäfte
- Arbeitsverträge
- Mietverträge, wenn sie für länger als vier Jahre abgeschlossen werden sollen
- Lebensversicherungsverträge
- Erbstreitigkeiten und -ausschlagungen

Auch wenn eine Mietwohnung gekündigt oder ein Haus verkauft werden soll, muss das Gericht dies erlauben. Details dazu lesen Sie im Abschnitt „Wohnen und Umziehen" ab S. 68. Wenn ein Konto oder Depot eröffnet oder gekündigt wird, müssen Sie das beim Gericht anzeigen.

Manchmal ist es nötig, einen internen Vertrag abzuschließen. Das kann beispielsweise der Fall sein, wenn die Tochter als Betreuerin für ihre Mutter eingesetzt ist und beide beschließen, dass die Mutter ins Gästezimmer im Haus der Tochter einziehen und eine kleine Miete zahlen soll. Dann müsste die Tochter als Betreuerin theoretisch einen Vertrag mit sich selbst im Namen ihrer Mutter abschließen. Das ist aber nicht erlaubt – auch nicht, wenn sich alle Beteiligten einig sind. Es wäre auch nicht gestattet, dass die Mutter den Vertrag mit dem Schwiegersohn abschließt, weil Betreuende auch mit Partner oder Partnerin keine Verträge schließen dürfen. In solchen Fällen muss das Gericht für den Vertragsabschluss einen Ergänzungsbetreuer festlegen.

Gut zu wissen

Geburtstags-, Weihnachts- oder Taufgeschenke gelten als kleinere Schenkungen und sind in der Regel kein Problem. Sie dürfen diese aus dem Vermögen der betreuten Person bezahlen und in ihrem Namen vergeben, sofern sie das bisher auch gemacht hat. Auch Gelegenheitsgeschenke, etwa als kleines Dankeschön für das Pflegepersonal, sind im Rahmen der üblichen Lebensführung erlaubt. Größere Schenkungen sollten Sie gerichtlich absichern.

Einwilligungsvorbehalt

Grundsätzlich kann die betreute Person parallel zu Ihnen ebenfalls noch über ihr Vermögen verfügen. Sie soll nicht aus ihren Konten ausgesperrt werden, sondern lediglich Hilfe bei der Verwaltung erhalten.

In bestimmten Fällen kann das Gericht jedoch eine Sperre einrichten, den sogenannten Einwilligungsvorbehalt. Dann dürfen Betroffene größere Summen ihrer eigenen Konten lediglich mit Zustimmung der Betreuungsperson ausgeben, die für diesen

Aufgabenkreis zuständig ist. Einen solchen Vorbehalt ordnet das Gericht nur dann an, wenn es klare Hinweise gibt, dass die betreute Person ansonsten ihr Vermögen unverhältnismäßig stark verringern oder sich noch weiter verschulden würde. Ein Sachverständigengutachten muss das darlegen.

Es ist auch möglich, den Einwilligungsvorbehalt nur beschränkt einzurichten, also etwa ab einem bestimmten Geldbetrag oder für eine festgelegte Zeitspanne. Sobald die Voraussetzungen nicht mehr gegeben sind, muss das Gericht ihn wieder aufheben.

Beispiel: Egon ist spielsüchtig. Er hat sein Vermögen am Automaten verzockt und mehrere Tausend Euro Schulden. Das ärgert ihn, aber bisher ist er nicht von seiner Spielsucht losgekommen. Das Gericht beschließt einen Einwilligungsvorbehalt. Egon darf nicht mehr als 100 Euro abheben. So wird er davor geschützt, sich noch weiter zu verschulden, kann aber weiterhin Einkäufe des täglichen Bedarfs erledigen. Sollte er doch irgendwo spielen gehen, kann die Betreuerin das Geld zurückfordern. Außerdem ist sie verpflichtet, mithilfe der regelmäßigen Einnahmen Egons Schulden Monat für Monat so weit wie möglich zu reduzieren.

Längst nicht alle Fälle sind so eindeutig. Der Einwilligungsvorbehalt führt immer wieder zu gerichtlichen Auseinandersetzungen, weil sich die Beteiligten nicht einig sind. Besonders kniffelig wird es, wenn jemand vermögend ist und das Geld „mit vollen Händen zum Fenster rauswirft“.

Einerseits sind potenzielle Erben davon in der Regel wenig begeistert, vor allem wenn sie den Eindruck haben, dass dies früher nicht so war. Ist beispielsweise eine Demenz der Grund, kann ein Einwilligungsvorbehalt dem Ganzen eventuell Einhalt gebieten, weil das neue Verhalten dann nicht den eigentlichen Wünschen der betroffenen Person entspricht. Andererseits darf eine betreute Person nicht zu einem sparsamen Lebensstil gezwungen werden, wenn sie sich hohe Ausgaben erlauben kann und dies ihre freie Entscheidung ist.

Bei Schulden können Sie professionelle Hilfe in Anspruch nehmen. Wichtigste Anlaufstelle sind Schuldnerberatungsstellen und Wohlfahrtsverbände. Die Mitarbeitenden helfen in der Regel kostenlos. Sie verschaffen sich einen Überblick, stellen einen Plan zur Schuldenregulierung auf und helfen bei der Einrichtung eines Pfändungsschutzkontos. Eine Beratung vor Ort kann Ihnen der Betreuungsverein oder das Sozialamt vermitteln. Weitere Infos unter: schuldnerberatung.de/beratungsstellen.

Gesundheit und Medikamente

Der Bereich Medizin, im Jura-Deutsch „Gesundheitssorge“, wird genau wie der Bereich Finanzen sehr oft vergeben. Er bringt manchmal schwere Entscheidungen mit sich.

Wenn ein Mensch nicht mehr in der Lage ist, einer Untersuchung oder Behandlung zuzustimmen, aber nicht in unmittelbarer Lebensgefahr schwebt, dürfen Medizinerinnen und Mediziner nichts tun. Sie würden sich sonst wegen Körperverletzung strafbar machen. Die Lösung sind rechtliche Betreuungspersonen, die stellvertretend für die Betroffenen aufgeklärt werden und einwilligen können.

Als Betreuerin oder Betreuer sind Sie an den „mutmaßlichen Willen“ der betreuten Person gebunden. Sie dürfen also nicht so entscheiden, wie Sie es für sich tun würden, sondern wie die betroffene Person entscheiden würde, wenn sie es könnte. Das ist nicht immer leicht, vor allem, wenn es um medizinisch-ethische Entscheidungen geht. Wenn es möglich ist, müssen Sie immer vor einer gesundheitlichen Entscheidung die Meinung der oder des Betreuten einholen. Sofern machbar, ist es auch hilfreich, wenn man bereits vorher über grundsätzliche Einstellungen, Wünsche und Ängste gesprochen hat. Denn als Betreuer oder Betreuerin haben Sie weitreichende Entscheidungsgewalt. Sie dürfen beispielsweise in Folgendes einwilligen oder es ablehnen:

- sämtliche, auch möglicherweise gefährliche Untersuchungen
- medizinische Eingriffe, auch möglicherweise lebensgefährliche Operationen,
- Vorsorge-Untersuchungen
- Impfungen
- Heilbehandlungen
- Reha-Maßnahmen
- die Gabe von Medikamenten
- Schwangerschaftsabbruch und Sterilisation. Beides nur unter strengen Auflagen, wenn es für das Wohl der Betroffenen unbedingt notwendig ist, und mit Erlaubnis des Betreuungsgerichts.

Außerdem sind Sie befugt, sämtliche Verträge im Gesundheitsbereich im Namen der betreuten Person zu unterzeichnen, die nötig sind, und alles mit den zuständigen Versicherungen abzurechnen.

Einige Versicherungen verlangen den zusätzlichen Aufgabenkreis „Vertretung gegenüber Behörden, Versicherungen, Renten- und Sozialversicherungsträgern“. Im Gerichtsverfahren wird geklärt, was Sie genau brauchen. Sofern nötig, wird der zusätzliche Aufgabenkreis vom Gericht separat zugewiesen.

→ Gesetzlich oder privat versichert?

Sind Betreute gesetzlich versichert, hält sich der Organisationsaufwand in Grenzen. Bei privat Versicherten, die eventuell auch noch beihilfeberechtigt sind, kann mit jedem Arztbesuch hingegen ein dreifacher Aufwand auf Sie zukommen, da Sie die Rechnung zunächst von einem Konto der betreuten Person begleichen und anschließend eine (Teil-)Übernahme von der Privatversicherung und/oder der Beihilfe beantragen müssen. Die Regelungen zur Beihilfe sind in jedem Bundesland etwas unterschiedlich. Wenn Sie damit bisher keine Erfahrung haben, ist eine Beratung speziell zu diesem Thema sinnvoll, etwa bei einer Betreuungsstelle.

Für bestimmte Entscheidungen benötigen Sie – wie bei den Finanzen – eine separate Erlaubnis des Gerichts. Dazu gehören insbesondere

- die Unterbringung in einer geschlossenen Abteilung einer Klinik oder eines Heims,
- eine Untersuchung oder Behandlung gegen den Willen der betreuten Person,
- sonstige freiheitsentziehende oder unterbringungsähnliche Maßnahmen.

Details dazu lesen Sie im Abschnitt „Zwangsmaßnahmen“ ab S. 78.

Die Einwilligung

Damit Medizinerinnen und Mediziner sich nicht strafbar machen, müssen Patientinnen und Patienten grundsätzlich in Untersuchungen oder Behandlungen einwilligen. Diese Einwilligung erfolgt im üblichen Alltagsgeschehen oft mündlich und nebenbei. Wer beispielsweise zur Hausärztin geht, um sich eine Krankschreibung zu holen, der unterschreibt in der Regel keine Untersuchungserklärung. Die Ärztin kann vielmehr davon ausgehen, dass sie ihren Patienten kurz untersuchen darf, bevor sie eine Diagnose für die Krankschreibung stellen kann. Sie kommentiert das vorher und währenddessen und hat damit ihre Pflicht erfüllt.

Geht es nicht um alltägliche Untersuchungen oder Behandlungen, ist hingegen eine schriftliche Einwilligung üblich, beispielsweise vor Operationen. Hier sichern sich die behandelnden Ärztinnen und Ärzte durch die Unterschrift ab. Davor muss grundsätzlich eine ärztliche Aufklärung erfolgen, damit Patientinnen und Patienten nachvollziehen können, was passieren wird, mit welchem Ziel das gemacht wird und welche Risiken bestehen. Um zuzustimmen, muss man die Aufklärung verstanden haben. Sonst ist die Zustimmung nicht gültig. Der Fachbegriff dafür lautet „natürliche Einsichtsfähigkeit“.

Sofern eine betreute Person dazu in der Lage ist, darf sie selbst über medizinische Details entscheiden. Sie ist dann noch einwilligungsfähig, darf also allein einwilligen oder auch Untersuchungen oder Behandlungen ablehnen. Diese Fähigkeit ist nie pauschal vorhanden oder weg. Vielmehr kommt es auf die Umstände an.

- Ist die geistige Leistungsfähigkeit eingeschränkt, etwa durch eine Behinderung oder Erkrankung, und braucht es deshalb eine besondere Erklärung?
- Handelt es sich bei der Entscheidung um eine Routine-Untersuchung, mit der die betroffene Person vertraut ist, oder um einen unbekannten komplizierten Sachverhalt?
- Ist die Behandlung für das medizinische Personal alltäglich, oder handelt es sich um einen medizinisch schwierigen, womöglich lebensgefährlichen Eingriff?

All diese Fragen müssen abgewogen werden. Wenn die Chance besteht, dass die betroffene Person die Umstände versteht, müssen alle Beteiligten versuchen, ihr diese zu erklären und sie selbst entscheiden zu lassen. Im Zweifelsfall können Betreuende und Betreute auch gemeinsam zustimmen, sofern auch beide über Nutzen und Risiken aufgeklärt wurden.

Nur in bestimmten Fällen ist klar, dass Sie als Betreuerin oder Betreuer die Entscheidung allein fällen müssen, zum Beispiel wenn ein Mensch im Koma liegt. Wenn es eine Patientenverfügung gibt, müssen Sie sich daran halten und die Wünsche, wenn nötig, auch gegenüber dem Klinikpersonal durchsetzen. Ansonsten ist der mutmaßliche Wille ausschlaggebend. Um diesen zu ermitteln, sind zwei Fragen entscheidend:

- Wie hat die betroffene Person sich früher zu solchen Themen geäußert?
- Was gebietet der gesunde Menschenverstand?

Gut zu wissen

Wenn eine Patientenverfügung vorliegt, die auf die aktuelle Situation passt, dann gilt diese, und Sie brauchen – selbst bei lebensbedrohlichen Eingriffen oder Unterlassungen – keine Erlaubnis des Gerichts. Auch wenn Sie sich mit dem Klinikpersonal einig sind, was der mutmaßliche Wille der betreuten Person ist, dürfen Sie allein entscheiden.

Beratung und Hilfe

Wenn Sie unsicher sind, lassen Sie sich beraten. Die Unabhängige Patientenberatung hilft bei medizinischen Fragen telefonisch, online oder vor Ort. Auf patientenberatung.de oder unter Tel. 0 800/0 11 77 22 erhalten Sie wissenschaftlich fundierte Informationen. Dank staatlicher Zuschüsse ist der Service kostenfrei.

Wenn Sie ethischen Rat oder einfach ein offenes Ohr brauchen, können Sie sich an die psychologische Online-Beratung unter pflegen-und-leben.de wenden. Diese richtet sich nicht nur, wie der Name suggerieren könnte, an Pflegende. Auch betreuende Angehörige und alle, die sich Sorgen machen, dürfen sich an die speziell ausgebildeten Psychologinnen wenden. Das Angebot wird von mehreren gesetzlichen Krankenkassen finanziert und ist daher für alle gesetzlich Versicherten kostenfrei, außerdem datensicher und auf Wunsch anonym.

Eine ebenfalls hilfreiche Anlaufstelle kann die telefonische Seelsorge der christlichen Kirchen sein. Sie müssen kein Kirchenmitglied sein, um diese zu nutzen. Sie erreichen die ausgebildeten Gesprächspartnerinnen und -partner rund um die Uhr unter den kostenlosen Telefonnummern 0 800/1 11 01 11 und 0 800/1 11 02 22. Auch ein Online-Gespräch, eine Beratung per App oder vor Ort ist möglich. Alles bleibt auf Wunsch anonym, und beim Telefonat wird nicht einmal Ihre Nummer angezeigt. Weitere Informationen finden Sie online auf telefonseelsorge.de.

Extra-Genehmigungen

Auch wenn Sie sich ganz sicher sind, wie Sie entscheiden möchten, gibt es in der Gesundheitssorge wie im Bereich Finanzen bestimmte Entscheidungen, die Betreuungspersonen nicht allein fällen dürfen. Wenn ein sehr riskanter medizinischer Eingriff ansteht, müssen Sie in der Regel eine Genehmigung des Betreuungsgerichts einholen. Das gilt in beide Richtungen, also sowohl wenn Sie einen Eingriff erlauben möchten, der potenziell lebensbedrohlich sein kann, als auch wenn Sie eine Behandlung ablehnen wollen, sodass die nicht behandelte Erkrankung zum Tod führen kann.

Solche Fälle sind in der Praxis aber eher selten. Beispiele wären eine Amputation oder eine sehr komplizierte Herz-OP. Für das Einsetzen einer Magensonde oder einen eher häufigen Eingriff wie eine Grauer-Star-OP müssen Sie hingegen keine Erlaubnis einholen. Wenn Sie unsicher sind, fragen Sie am besten beim Gericht nach.

Was definitiv eine Genehmigung vom Gericht erfordert, ist die Einwilligung einer Betreuungsperson in einen Schwangerschaftsabbruch oder eine Sterilisation. Wenn Sie darüber nichts lesen möchten, können Sie gleich zum nächsten Abschnitt „Wohnen und Umziehen" ab S. 68 springen.

Ein Schwangerschaftsabbruch oder eine Sterilisation sind zwar äußerst selten, aber es kann die Frage im Raum stehen, ob einer dieser Schritte nötig ist. Wenn beispielsweise eine Frau einen schweren Autounfall hatte und ihr Gehirn davon massiv beschädigt wurde, sie mit starken Medikamenten behandelt werden muss und im ersten Drittel schwanger ist, dann müssen Betreuende, Ärztinnen und Ärzte und das Gericht gemeinsam mit der Familie entscheiden, ob die Schwangerschaft abgebrochen werden soll. Sofern die werdende Mutter sich nicht äußern oder die Tragweite nicht einschätzen kann, ist immer die Frage entscheidend, ob sie und ihr Kind ohne einen Eingriff in konkreter Gefahr sind.

Besonders schwierig wird es, wenn nicht ganz klar ist, ob das Kind Schäden davongetragen hat oder durch die Behandlung davontragen wird. Oder wenn sich nicht einschätzen lässt, inwiefern die Mutter bei der anstehenden Geburt gefährdet wäre oder danach in der Lage ist, ihr Kind zu versorgen. Es wünscht sich wohl niemand, eine solche Entscheidung jemals treffen zu müssen. Aber da es theoretisch vorkommen kann, ist sehr streng gesetzlich geregelt, was und wer einbezogen werden muss.

Eine gute Anlaufstelle ist der gemeinnützige Verein pro familia, der vor Ort, online und telefonisch Beratungen anbietet.

Das Gleiche gilt für die Frage, ob eine junge Frau sterilisiert werden soll. Dadurch wird sie unfruchtbar gemacht, kann also nicht aus Versehen schwanger werden, was bei bestimmten Voraussetzungen für sie lebensbedrohlich sein könnte. Eine solche Operation ist selbstredend ein äußerst schwerer Eingriff in das Selbstbestimmungsrecht. Außerdem ist sie für die Betroffene mit einigen gesundheitlichen Risiken verbunden.

Für die Entscheidung über eine Sterilisation muss daher immer eine separate Betreuungsperson bestellt werden, die mehrere ausführliche Gutachten einholen und vor Gericht darlegen muss, warum eine konkrete Wahrscheinlichkeit für eine Schwangerschaft besteht und diese die Betroffene massiv gefährden würde. Das kann zum Beispiel der Fall sein, wenn eine junge Frau mit geistiger Behinderung regelmäßig Sex hat, aber keine Verhütung stattfindet und sie die möglichen Konsequenzen nicht einschätzen kann. Hat sie zusätzlich Angst vor Spritzen, sodass eine Drei-Monats-Spritze zur Verhütung ausscheidet, kann eine Sterilisation in Betracht kommen. Diese darf aber nie gegen ihren Willen erfolgen. Auch eine Sterilisation nur aufgrund der theoretischen Möglichkeit, dass die Betreute irgendwann eventuell schwanger werden könnte, ist verboten.

Sofern Sie, beispielsweise als Eltern eines Kindes mit einer schweren geistigen Einschränkung, irgendwann vor dieser Entscheidung stehen, sollten Sie sich dazu – medizinisch und psychologisch – ausführlich beraten lassen. Idealerweise bekommt auch Ihr Kind eine eigene Beratung.

Eine gute Anlaufstelle ist der gemeinnützige Verein pro familia, der vor Ort, online und telefonisch Beratungen zu verschiedenen Themen anbietet, etwa auch zu Sexualität, Partnerschaft und Verhütung für Menschen mit Behinderungen. Details finden Sie auf profamilia.de.

Wohnen und Umziehen

Der Aufgabenkreis „Wohnungsangelegenheiten" ist ein weiteres Themenfeld, in dem häufig Betreuung nötig ist. Wie die Gesundheit ist das Wohnen besonders geschützt.

Die eigenen vier Wände als Lebensmittelpunkt genießen in Deutschland einen besonderen Schutz. Niemand darf ohne triftigen Grund in ein fremdes Haus oder eine fremde Wohnung eindringen oder in die Entscheidung eingreifen, wie jemand darin leben sollte. Das gilt auch für Betreuerinnen und Betreuer. Sie dürfen nur bei den organisatorischen Schritten zum Thema Wohnen helfen. Typische Aufgaben sind, wenn Betreute zur Miete wohnen:

- die Miete pünktlich zu bezahlen,
- eventuell vorhandene Mietschulden auszugleichen,
- die Nebenkosten zu überprüfen und, wenn möglich und sinnvoll, zu senken,
- die betreute Person gegenüber dem Vermieter oder der Vermieterin zu vertreten und gegebenenfalls eine drohende Kündigung abzuwehren,
- gemieteten Wohnraum zu kündigen (nur mit gerichtlicher Genehmigung!).

Wenn Betreute im Eigentum wohnen und/ oder im Besitz einer vermieteten Immobilie sind:

- Heiz- und Stromkosten zu überprüfen und, wenn sinnvoll, zu senken,
- die Vermietung von Wohnraum zu koordinieren (inklusive Nebenkostenabrechnung),
- den pünktlichen Mieteingang zu prüfen und Rückstände einzufordern.

Bei Bedarf kann es außerdem nötig werden,

- das (bisherige) Zuhause renovieren oder entrümpeln zu lassen,
- bei der Anmietung einer anderen Wohnung oder eines Pflegeheimplatzes zu helfen,
- die Finanzierung eines Pflegeheimplatzes zu koordinieren (eventuell ist hierfür eine Erweiterung auf den Aufgabenkreis „Vermögenssorge" nötig),
- einen Umzug zu organisieren,
- im Falle eines Umzugs die Ummeldung und die Aktualisierung oder Neubeschaffung des Personalausweises zu organisieren.

Wohnungsauflösung

Je nach Lebenssituation kann der Bereich Wohnen recht entspannt oder auch sehr aufwendig für Sie zu koordinieren sein. Insbesondere wenn der bisherige Lebensmittelpunkt aufgelöst werden soll, weil ein Um-

Ohne Zustimmung der betreuten Person dürfen Sie, auch wenn Sie für den Bereich Wohnen zuständig sind, nicht deren Wohnung oder Haus betreten. Der Schutz der Privatsphäre muss gewahrt bleiben, und Sie müssen stets um Einlass bitten oder – wenn Sie einen Schlüssel haben – sich vorher ankündigen. Nur in Ausnahmefällen können Betreuende eine Erlaubnis vom Gericht erbitten, „zwangsweise ins Zuhause einzudringen", etwa wenn gesundheitliche Schäden durch Vermüllung drohen.

zug in ein Pflegeheim oder eine andere Wohnform mit Pflege ansteht, haben Betreuende über Monate hinweg viel zu tun. Eine gute Planung mit möglichst viel zeitlichem Spielraum ist hier das A und O.

Wenn ein Umzug in ein Pflegeheim erfolgen soll, ist es besonders wichtig, den Aufgabenkreis „Heimangelegenheiten" als zusätzliche Befugnis rechtzeitig beim zuständigen Betreuungsgericht zu beantragen. Dieser ist erforderlich, um einen Vertrag mit einem Pflegeheim abschließen zu dürfen. Nur der Aufgabenkreis „Wohnungsangelegenheiten" reicht nicht.

Bedenken Sie außerdem, dass ein Umzug für die betroffene Person oder die betroffenen Personen wahrscheinlich ein emotional schwieriges und einschneidendes Erlebnis ist. Planen Sie daher nach Möglichkeit auch Ruhephasen ein, in denen Sie einfach da sein können und nichts organisieren müssen.

Wenn eine Wohnung oder ein Haus zur Miete gekündigt werden soll, brauchen Sie immer eine Genehmigung vom Betreuungsgericht. Diese müssen Sie einholen, bevor Sie die Kündigung beim Vermieter einreichen. Ebenso genehmigungspflichtig ist die Aufgabe von Wohneigentum, in dem der oder die Betreute selbst bisher lebt. Manche Gerichte haben für beides entsprechende Formulare, die Sie benutzen können oder müssen.

Wenn Sie selbst formulieren, muss Ihr Antrag in jedem Fall folgende Punkte beinhalten:

- Name und bisherige Anschrift der betreuten Person
- Aktenzeichen des Betreuungsverfahrens
- Grund/Gründe für die notwendige Kündigung beziehungsweise die Aufgabe von Wohneigentum
- Hinweis, ob die betroffene Person einverstanden ist/sich nicht dazu äußern kann/die eigene Situation nicht einschätzen kann
- Information, ob und wo bereits eine neue Wohnung/ein Heimplatz gefunden ist

- gegebenenfalls neuer Mietvertrag in Kopie zur Genehmigung
- Datum und Unterschrift von Ihnen

Die wichtigste Voraussetzung für eine Genehmigung durch das Gericht ist, dass die betroffene Person mit der Kündigung einverstanden ist oder sich nicht äußern kann oder zumindest nicht widerspricht.

Eine Ausnahme besteht beispielsweise, wenn jemand nicht (mehr) in der Lage ist, seine Lebensumstände realistisch einzuschätzen. Dann muss das Wohl der betroffenen Person wie immer das Maß der Dinge sein.

Zustimmung durch das Gericht

Im Bereich Wohnen haben Sie mitunter häufiger mit dem Betreuungsgericht zu tun. Es ist Ihre Aufgabe, den Lebensmittelpunkt im Namen der betreuten Person bestmöglich zu organisieren und im Bedarfsfall auch zu schützen. Wenn beispielsweise eine Kündigung vonseiten des Vermieters oder der Vermieterin droht, müssen Sie das Gericht darüber informieren.

Wenn die Wohnung oder das Haus vermietet werden soll, während Betroffene für längere Zeit nicht darin wohnen können, etwa weil sie absehbar für mehrere Monate im Krankenhaus bleiben müssen und im Anschluss eine Reha-Maßnahme mitmachen wollen, brauchen Sie für die Vermietung die Erlaubnis des Gerichts. Die Betroffenen müssen vorher zustimmen.

Ab dem 1. Januar 2023 wird das Recht der Betroffenen, so lange wie möglich im eigenen Zuhause zu bleiben, weiter gestärkt. Denn das gewohnte Umfeld hat großen Einfluss auf die Lebensqualität. Daher werden Betreuende mit der Neuregelung ausdrücklich verpflichtet, alle Möglichkeiten der ambulanten Versorgung auszuschöpfen, damit Betroffene in den eigenen vier Wänden wohnen bleiben und bei Bedarf gepflegt werden können.

Generell gilt in Deutschland der Grundsatz „ambulant vor stationär". Wohnformen mit ambulanter pflegerischer Versorgung wie etwa Pflege-Wohngemeinschaften oder betreutes Wohnen sind daher grundsätzlich einem Umzug ins Pflegeheim oder in eine stationäre Hausgemeinschaft vorzuziehen. Das wünschen sich auch viele Betroffene.

Ist eine ambulante Pflege und Versorgung trotz aller Anstrengungen nicht möglich, hat die Betreuungsperson dies unverzüglich dem Betreuungsgericht anzuzeigen. Die Neuregelung stellt zudem klar, dass selbst genutzter Wohnraum – auch wenn die Betroffenen das wünschen – nur mit richterlicher Genehmigung aufgegeben werden darf.

Umzug koordinieren

Wenn Betreute umziehen, handelt es sich häufig um den Wechsel aus einer eigenen Wohnung in ein Pflegeheim oder eine andere Wohnform mit Pflege. Dadurch steht in aller Regel nach dem Umzug weniger Wohnraum zur Verfügung. Die Betroffenen müssen also entscheiden, welche Möbel, Kleidungsstücke, Bücher, Pflanzen etc. mit umziehen sollen, was verkauft oder verschenkt werden kann und was entsorgt werden muss. Gerade wenn ein Mensch mehrere Jahrzehnte in denselben Räumen gewohnt hat, ist der Aufwand enorm.

Wie ein solcher Umzug konkret ablaufen kann und welche gesetzlichen Vorschriften Sie bedenken müssen, beschreiben wir in Kapitel 5 ab S. 111. Dort haben wir auch eine Liste mit allen wichtigen Punkten zusammengestellt, die Sie bei der Umzugskoordination beachten sollten.

Zwangseinweisung

Bei allen Entscheidungen müssen Sie sich wie immer an den Wünschen der betreuten Person orientieren. Sie dürfen gegen deren erklärten Willen weder einen Pflegeheimplatz organisieren noch eine Wohnung auflösen – selbst wenn das objektiv die beste Lösung wäre.

Ausnahmen von dieser Regel sind unter strengen Kriterien in Einzelfällen möglich. Wenn beispielsweise aufgrund einer Behinderung oder Krankheit keine sinnvolle Willens- und Entscheidungsbildung möglich ist und die betroffene Person sich und andere dadurch massiv gefährdet, dann kann das Betreuungsgericht sie in eine geschlossene Einrichtung einweisen oder andere freiheitsentziehende Maßnahmen in die Wege leiten. Das ist entweder vorübergehend oder für einen längeren Zeitraum möglich.

Dafür ist immer ein separates Gutachten durch einen Psychiater oder eine Psychiaterin mit mehrjähriger Erfahrung nötig. Voraussetzung ist außerdem immer eine konkrete Gefahr. Ein potenzielles Risiko reicht nicht aus. Beispiele lesen Sie im weiteren Verlauf dieses Kapitels unter „Zwangsmaßnahmen“ ab S. 78.

Gut zu wissen

In Ihrer Funktion als Betreuerin oder Betreuer müssen Sie nicht selbst die Kisten packen. Ihre Aufgabe ist es, dafür zu sorgen, dass am Ende alles, was der betreuten Person wichtig ist, auch im neuen Zuhause landet und alle Formalitäten korrekt und pünktlich erledigt sind. Gerade wenn Sie als Angehörige involviert sind, kann diese Zeit jedoch sehr aufreibend sein. Insbesondere ältere Menschen entscheiden sich gerne im Laufe des Prozesses noch einige Male um. Planen Sie für den organisatorischen Part genug Zeit ein und suchen Sie sich rechtzeitig Unterstützung innerhalb der Familie und/oder von professionellen Umzugshelfern.

Behördenangelegenheiten

Für Betreute, die staatliche Leistungen erhalten, ist der Aufgabenkreis „Behördenangelegenheiten“ wichtig. Auch beim Beantragen eines neuen Ausweises spielt er eine Rolle.

Beim Kontakt zu Behörden, wie zum Beispiel dem Jobcenter, geht es häufig um finanzielle Unterstützung. Dafür ist nach Ansicht einiger staatlicher Stellen der Aufgabenkreis „Vermögenssorge“ ausreichend, andere fordern aber ausdrücklich den Aufgabenkreis „Behördenangelegenheiten“, der in einigen Regionen Deutschlands auch als „Vertretung gegenüber Behörden, Versicherungen, Renten- und Sozialversicherungsträgern“ oder noch anders bezeichnet wird. Typische Aufgaben in diesem Bereich sind etwa

- die Beantragung von staatlichen Leistungen wie Arbeitslosengeld oder Grundsicherung,
- die Verlängerung einer Aufenthaltsgenehmigung (für ausländische Betreute),
- die Anmeldung eines Autos oder Mofas,
- die Korrespondenz mit der Kranken-, Pflege- oder Rentenkasse,
- die Kommunikation mit einer Unfall- oder Berufsunfähigkeitsversicherung.

Spezifische Aufgaben

Nicht immer sollen Betreuerinnen und Betreuer sich um alle Behördenangelegenheiten kümmern. Das Gericht kann Sie auch beauftragen, nur eine ganz bestimmte Aufgabe zu erledigen, etwa einen Pflegegrad zu beantragen und die betreute Person beim dazugehörigen Prozedere zu begleiten. Sobald der Pflegegrad bewilligt ist, kann die Betreuung in diesem Bereich wieder aufgehoben werden.

Wenn Betreute gegenüber einer speziellen staatlichen Stelle wie zum Beispiel der Staatsanwaltschaft vertreten werden müssen, verlangt diese Behörde unter Umständen eine explizite Aufgabenübertragung. Die einfachste Lösung ist es dann, dies dem Betreuungsgericht zu schildern und einen entsprechenden Aufgabenkreis zu beantragen. Hier sind individuelle Lösungen möglich, etwa eine „Vertretung in strafrechtlichen Angelegenheiten“. Genaue Namen und Befugnisse werden immer vom zuständigen Gericht festgelegt.

Arbeitsangelegenheiten

Betreute, die noch beruflich aktiv sind, haben in diesem Bereich oft Unterstützungsbedarf. Häufig geht es vor allem darum, den Kontakt zum Arbeitgeber zu halten oder Krankmeldungen zu übermitteln. In anderen Fällen müssen vertragliche Leistungen wie Lohn oder Urlaub eingefordert werden. Und manchmal ist eine Kündigung abzuwehren oder eine Abfindung auszuhandeln.

Wenn Sie sich damit nicht auskennen, dürfen Sie in Absprache mit dem Betreuungsgericht einen Anwalt oder eine Anwältin beauftragen.

Verständliche Sprache

Manchmal brauchen Betreute auch nur deshalb Hilfe beim Beantragen von Leistungen, weil die Schriftstücke der entsprechenden Ämter oder Versicherungen so kompliziert sind. Wenn ansonsten keine rechtliche Hilfe nötig ist, handelt es sich bei Aufgabenkreisen wie „Vertretung gegenüber Behörden" um eine rechtliche Grauzone. Denn theoretisch haben alle Bürgerinnen und Bürger ein Recht darauf, dass sie in einer verständlichen Sprache informiert werden (siehe „Unterstützung, Alternativen" ab S. 147).

De facto funktioniert das aber oft nicht – auch weil die Mitarbeiterinnen und Mitarbeiter keine schriftlichen Textbausteine haben, die leicht verständlich und trotzdem juristisch wasserdicht sind. Hieran soll gearbeitet werden. Doch momentan werden häufig Betreuungspersonen eingesetzt, die die komplizierten Formulierungen verstehen und rechtzeitig die richtigen Anträge stellen können.

Pünktlich und korrekt

Wenn Betreuende die Behördenangelegenheiten übernehmen, dann geschieht das meist deshalb, weil Betreute dies entweder gar nicht, nicht rechtzeitig oder nicht vollständig schaffen. Ein pünktlicher und korrekter Antrag kann aber große finanzielle Auswirkungen haben, etwa wenn es um eine lebenslange Rente oder um eine hohe Versicherungsleistung geht. Eine penible Arbeit durch den Betreuer oder die Betreuerin ist daher besonders wichtig.

Manchmal müssen Sie auch einfach hartnäckig sein. Bestimmte Versicherer haben unter Verbraucherschützern einen schlechten Ruf, weil sie vergleichsweise häufig eine Leistung bei Berufsunfähigkeit oder nach Naturkatastrophen wie Hochwasser verweigern, vermindern oder hinauszögern. Die Betroffenen müssen sich dann zusätzlich zu ihrem persönlichen Leid noch mit der Versicherung herumschlagen. Betreuungspersonen, die emotional nicht so stark betroffen sind, können meist besser die Kraft aufbringen, die erforderlichen Nachweise zu liefern und – wenn nötig – die Leistungen vor Gericht einzuklagen, als die Betroffenen. Bei Bedarf können Betreuungsvereine, Verbraucherzentralen oder spezialisierte Anwälte die Chancen realistisch einschätzen und beim Durchsetzen der Rechte helfen. Hilfreiche Kontaktadressen beziehungsweise Datenbanken finden Sie im Serviceteil ab S. 166.

Falls Sie für Behördenangelegenheiten oder für andere Bereiche eine Betreuung anregen wollen, hilft das nachfolgende Musterschreiben.

Musterschreiben

Anregung auf Einrichtung einer rechtlichen Betreuung

Für

____

(Name, Adresse, Geburtstag und -ort, Telefonnummer)

wird eine Betreuung angeregt mit den Aufgabenkreisen
(Zutreffendes jeweils ankreuzen)

- ☐ Gesundheitssorge
- ☐ Vermögenssorge
- ☐ Wohnungsangelegenheiten
- ☐ Aufenthaltsbestimmung
- ☐ Vertretung gegenüber Ämtern, Behörden, Versicherungen, Renten- und Sozialleistungsträgern
- ☐ Organisation der ambulanten Versorgung
- ☐ Heimangelegenheiten
- ☐ Geltendmachung von Ansprüchen auf Leistungen aller Art
- ☐ Entscheidungen über Entgegennahme, Öffnen und Anhalten der Post
- ☐ Geltendmachung von Rechten gegenüber der bevollmächtigten Person: ______________________ *(Name)*
- ☐ alle Angelegenheiten
- ☐ alle Angelegenheiten inklusive Entgegennahme, Öffnen und Anhalten der Post

Die betroffene Person ist nicht in der Lage, die eigenen Angelegenheiten ganz oder teilweise zu besorgen, weil

____

Eile ist geboten, weil

____

Ein ärztliches Zeugnis: ☐ liegt bei ☐ wird nachgereicht.

Hausarzt/Hausärztin ist meines Wissens:

____

(Name, Anschrift, Telefonnummer)

Zur Befreiung von der ärztlichen Schweigepflicht

- ☐ hat die betroffene Person ihre Zustimmung erklärt. Erklärung liegt bei.
- ☐ kann sich die betroffene Person nicht äußern.
- ☐ können keine Angaben gemacht werden.

Die betroffene Person hat von dieser Anregung

- ☐ Kenntnis und hat ihr zugestimmt. Erklärung liegt bei.
- ☐ Kenntnis und hat nicht zugestimmt.
- ☐ keine Kenntnis.

Zu einer Betreuerbestellung hat die betroffene Person

- ☐ ihre Zustimmung erklärt. Erklärung liegt bei.
- ☐ ihre Zustimmung verweigert.
- ☐ sich nicht geäußert.

Die betroffene Person befindet sich zurzeit

- ☐ in ihrem Zuhause.
- ☐ nicht an ihrem gewöhnlichen Aufenthaltsort, sondern ______________ bis voraussichtlich ________________________ *(Datum)*. Sie ist zu erreichen unter ________________________ *(Telefonnummer)*.

Mit einer Anhörung in ihrer üblichen Umgebung ist die betroffene Person

- ☐ einverstanden.
- ☐ nicht einverstanden.

Die betroffene Person könnte zu einer Anhörung im Gericht und/oder zu einer Untersuchung bei einem Sachverständigen

- ☐ kommen.
- ☐ nicht kommen.

Dabei könnten sich Schwierigkeiten ergeben aufgrund von:

- ☐ Schwerhörigkeit.
- ☐ Sehbehinderung.
- ☐ Folgender Einschränkung: ____
- ☐ Schwierigkeiten mit der deutschen Sprache. Muttersprache ist ______________________. Ein Dolmetscher ist erforderlich.

Es wird angeregt/Die betroffene Person schlägt vor,
(Nicht-Zutreffendes streichen)

____

(Name, Anschrift, Telefonnummer, Beziehung zur betroffenen Person)

zum Betreuer/zur Betreuerin zu bestellen. Dieser/Diese ist damit einverstanden. Folgende Gründe sprechen für die genannte Person:

____

Zu den nächsten Angehörigen und guten Freunden gehören:

____

____

(jeweils Name, Anschrift, Telefonnummer, Beziehung zur betroffenen Person)

Soweit mir bekannt ist, besteht/bestehen

☐ eine Betreuungsverfügung zugunsten von

____

(Name, Anschrift, Telefonnummer, Beziehung zur betroffenen Person)

☐ eine Vorsorgevollmacht zugunsten von

____

(Name, Anschrift, Telefonnummer, Beziehung zur betroffenen Person)

☐ sonstige Vollmachten zugunsten von

____

(Name, Anschrift, Telefonnummer, Beziehung zur betroffenen Person)

Kopien: ☐ sind beigefügt. ☐ werden nachgereicht.

Ein Termin für eine Anhörung/Untersuchung kann vermittelt werden von

____

(Name, Anschrift, Telefonnummer, Beziehung zur betroffenen Person)

Diese Anregung auf Einrichtung einer rechtlichen Betreuung stammt von

____

(Name, Anschrift, Telefonnummer, Beziehung zur betroffenen Person)

____

(Datum und Unterschrift)

Organisation des Alltags

Je nach Lebenslage sind weitere Aufgabenkreise nötig, etwa „Postangelegenheiten", für Pflegebedürftige auch „Organisation der ambulanten Versorgung" oder „Heimangelegenheiten".

In manchen Situationen brauchen Betreute nur spezifische Hilfe, etwa bei der Bearbeitung der Post oder der Organisation von Pflegeleistungen. Selbst Angehörige dürfen in diesen Bereichen aber nur mit ausdrücklicher Erlaubnis helfen. Offizielle Schreiben müssen immer von der betroffenen Person persönlich oder von einer Betreuungsperson mit passendem Aufgabenkreis unterschrieben werden.

Post und Telefon

Der Aufgabenkreis „Postangelegenheiten" berechtigt in der Regel nicht nur dazu, die Briefe mit Rechnungen für die betreute Person zu öffnen und zu bearbeiten. Auch Päckchen und Pakete können Sie entgegennehmen und – wenn beispielsweise etwas doppelt und dreifach bestellt wurde – im Rahmen der gesetzlichen Widerrufsfrist zurückschicken. Sie dürfen auch das Versenden von Briefen oder Paketen verhindern, wenn die betreute Person sich oder jemand anderem damit schaden würde. Und Sie können Briefe einbehalten, wenn diese beispielsweise der psychischen Gesundheit der betreuten Person weiter zusetzen würden. Sie müssen diese Post allerdings aufbewahren und später den Erben überlassen oder, falls sich die Lage bessert, doch noch an den Betroffenen übergeben.

Wenn nötig, können weitere Kommunikationskanäle mit in den Aufgabenkreis aufgenommen werden. Dann könnten Sie zum Beispiel von der Telefongesellschaft verlangen, dass bestimmte kostenpflichtige Nummern für die betreute Person gesperrt werden, wenn entsprechende Anrufe hohe Summen verschlingen oder schädlich sind. Die Internetnutzung an sich dürfen Sie aber weder kontrollieren noch einschränken.

Ob es überhaupt einen Aufgabenkreis „Postangelegenheiten" gibt, ist von Region zu Region verschieden. Manche Gerichte nennen ihn anders, andere vergeben die entsprechenden Rechte innerhalb eines anderen Aufgabenkreises, etwa „Vermögenssorge". Im konkreten Fall gelten immer die Vorgaben Ihres Betreuungsgerichts.

Organisation der Pflege

Betroffene mit Pflegebedarf, die in ihrer eigenen Wohnung leben, können sich die nötigen Pflegeleistungen meist nicht selbst organisieren. Als Betreuerin oder Betreuer benötigen Sie dann den Aufgabenkreis „Organisation der ambulanten Versorgung". Dieser berechtigt unter anderem dazu, einen Pflegedienst zu beauftragen, dessen Arbeit zu kontrollieren sowie gegebenenfalls zu kündigen. Auch Unterstützung wie Essen auf Rädern, ehrenamtliche Hilfsdienste oder einen Hausnotruf dürfen Sie dann für die betreute Person organisieren.

Lebt ein betreuter Mensch in einem Heim oder ist ein Umzug dahin absehbar, ist der Aufgabenkreis „Heimangelegenheiten" notwendig. Er ermöglicht es Betreuenden, mit dem Pflegepersonal zu kommunizieren, Heimverträge abzuschließen, Änderungen zuzustimmen und – sofern notwendig – den Vertrag zu beenden.

→ Sie müssen lediglich organisieren

Betreuende übernehmen nur die Kommunikation und Koordination. Sie müssen keine konkrete Unterstützung leisten, also zum Beispiel nicht einkaufen gehen oder bei der Körperpflege helfen. Diese Unterscheidung ist vor allem für fremde ehrenamtliche und berufliche Betreuungspersonen relevant. Viele Angehörige helfen sehr wohl im Alltag – das tun sie dann aber in ihrer Rolle als Kind, Nichte oder Neffe und nicht in ihrer Funktion als rechtliche Vertretung.

Zwangsmaßnahmen

Manchmal stellt sich die schwierige Frage, ob Betreuende gegen den Willen der betroffenen Personen entscheiden, weil es besser für deren Wohl ist. In engen Grenzen ist das möglich.

„Freiheitsbeschränkung", „ärztliche Zwangsmaßnahme", „geschlossene Unterbringung" – all diese Begriffe klingen in den Ohren der meisten Menschen ausgesprochen gruselig. Niemand möchte gerne gegen seinen Willen untersucht, eingesperrt, mit Medikamenten ruhiggestellt oder zwangsernährt werden.

Was ist aber, wenn der Ehemann der demenzerkrankten Frau die Medikamente gegen ihre Depressionen verweigert, weil er grundsätzlich sehr skeptisch gegenüber Arzneimitteln ist? Darf die Tochter, die als Betreuerin eingesetzt ist, die Tabletten heimlich unter ihr Essen mischen, weil es ihrer Mutter dann deutlich besser geht?

Was ist, wenn der Bruder sich in den kurzen Momenten, in denen seine Schizophrenie hervorbricht, schon mehrfach schwer verletzt hat? Darf man ihn zu seinem Schutz überwachen lassen, auch wenn er das nicht möchte?

Was ist, wenn die Mutter ihrem erwachsenen, geistig eingeschränkten Sohn eine Impfung verweigert, weil sie nicht an deren Wirkung glaubt, und er dadurch einem hohen Gesundheitsrisiko ausgesetzt ist?

Die genannten Beispiele zeigen, dass manche Einzelfälle schwer zu entscheiden sind. Medizinische, juristische und ethisch-moralische Aspekte müssen gleichermaßen bedacht werden. Das Betreuungsrecht erlaubt bestimmte Formen von Zwangsmaßnahmen, wenn diese im Einzelfall einen deutlichen Vorteil für die betroffene Person haben. Entscheidend ist immer, dass ein Betreuer oder eine Betreuerin auch für den jeweiligen Aufgabenkreis zuständig ist. Häufig sind dies die Aufgabenkreise „Gesundheitsfürsorge“ und „Aufenthaltsbestimmungsrecht“.

Ärztliche Zwangsmaßnahmen

Eine ärztliche Zwangsmaßnahme ist zum Beispiel eine Untersuchung oder Behandlung gegen den Willen eines Menschen. Wie bereits erwähnt, hat jeder Erwachsene in Deutschland ein Recht auf Krankheit und Unvernunft. Wenn ein Gericht einer Betreuungsperson erlaubt, sich darüber hinwegzusetzen, muss eine erhebliche gesundheitliche Gefahr für die betreute Person bestehen. Außerdem muss klar sein, dass sie ihren Willen, beispielsweise aufgrund einer Krankheit, nicht (mehr) frei bilden kann und deshalb nicht erkennen oder verstehen kann, dass eine Untersuchung oder Behandlung wichtig ist.

Beispiel: Ewa ist im fortgeschrittenen Stadium an einer Demenz erkrankt. Viele Konventionen hat sie bereits vergessen, aber eine Sache hat sich offenbar tief eingebrannt: Man soll sich nie vor einem fremden Menschen ausziehen! Ihre Kinder und der Betreuer wissen nicht, woher diese eiserne Regel kommt – sie vermuten eine Erinnerung aus der Kindheit. Fakt ist, dass Ewa sich bei einem Sturz den Oberschenkel gebrochen hat. Sie hat starke Schmerzen, und das Röntgenbild, das mit Kleidung gemacht werden konnte, spricht eine eindeutige Sprache. Nun muss Ewa noch einmal ohne Kleidung untersucht und vor allem möglichst bald behandelt werden. Aber sie will sich partout nicht vor ihrem Hausarzt ausziehen, da sie ihn nicht mehr erkennt. Auch gegenüber der jungen Ärztin aus der Gemeinschaftspraxis bleibt sie standhaft.

In einem solchen Fall ist es sehr wahrscheinlich, dass das Gericht eine Untersuchung und Behandlung gegen Ewas Willen erlaubt. Voraussetzung ist grundsätzlich, dass dies früheren Äußerungen oder einer Patientenverfügung nicht ausdrücklich widerspricht. Das dürfte hier aber nicht der Fall sein.

Gut zu wissen

Es ist nicht erlaubt, die Tabletten für jemanden zu zerkleinern und ohne dessen Wissen unters Essen zu mischen. Sofern Sie sich in privaten Räumen befinden und in guter Absicht handeln, wird es vermutlich keine Konsequenzen haben. Anders sieht es aus, wenn Sie beispielsweise das Personal eines Pflegeheims darum bitten, diese Vorgehensweise zu übernehmen, wenn Vater oder Mutter dorthin umziehen. Die Pflegekräfte werden sich vermutlich weigern. Definitiv strafbar wäre das Vorgehen, wenn die betroffene Person sich explizit geweigert hat, ihre Medikamente zu nehmen. Im Zweifelsfall müssen Sie versuchen, das Problem anders zu lösen, etwa indem Sie die Tabletten zerbrechen (vielleicht waren sie nur zu groß zum Schlucken?) oder indem Sie eine andere Form wählen (vielleicht gibt es das Medikament auch als Saft?). Hier haben andere Betreuende oft wertvolle Tipps, etwa beim Stammtisch des Betreuungsvereins, in einer Selbsthilfegruppe oder in einem Onlineforum für Betreuungspersonen. Adressen finden Sie im Serviceteil ab S. 166.

Die Beteiligten müssen zuvor alles versuchen, um Ewa die Umstände zu erklären und vielleicht doch ihre Zustimmung zu erlangen. Wenn sie sich weiterhin gegen die notwendige Untersuchung ausspricht, muss vor dem Gericht deutlich gemacht werden, dass es keine andere, weniger belastende Möglichkeit gibt, um den drohenden gesundheitlichen Schaden abzuwenden. Ein Arzt oder eine Ärztin muss die Notwendigkeit bestätigen, und es darf sich dabei nicht um die Person handeln, die später die Zwangsmaßnahme durchführt. Für die Untersuchung und die Behandlung muss Ewa dann stationär, vermutlich also in einer Klinik, untergebracht werden, damit dort alle notwendigen Schritte inklusive der Nachsorge durchgeführt werden können. Eine ärztliche Zwangsmaßnahme darf nicht ambulant erfolgen und muss immer das allerletzte Mittel sein.

Unterbringung

Von einer Unterbringung im juristischen Sinn ist die Rede, wenn ein Mensch in einer geschlossenen Abteilung eines Heims oder einer Klinik untergebracht wird und sich von dort nicht allein wieder wegbewegen kann, etwa weil die Türen abgeschlossen sind. Das ist ohne Zustimmung der betroffenen Person nur unter strengen Auflagen zulässig, etwa wenn sie ihren Willen nicht mehr frei bilden kann und die konkrete Gefahr besteht, dass sie sich oder andere erheblich schädigt.

Sofern die betroffene Person nicht wirksam zustimmt, muss das zuständige Betreuungsgericht die Unterbringung erlauben. Dafür ist ein Gutachten von einem erfahrenen Arzt oder einer erfahrenen Ärztin für Psychiatrie nötig. Außerdem muss der oder die Betroffene persönlich angehört werden.

Unzulässig ist eine Unterbringung aus „erzieherischen Gründen" oder wenn nur ein unkonkreter Verdacht besteht, dass die betreute Person andere verletzen könnte. Dann müssen zunächst andere Mittel ausgereizt werden, um das zu verhindern. Schweigen gilt übrigens nicht als Zustimmung! Und sobald die Voraussetzungen wegfallen, muss die Unterbringung enden.

Freiheitsbeschränkende Maßnahmen

Eine unterbringungsähnliche oder freiheitsbeschränkende Maßnahme meint eine Maßnahme, durch die ein Mensch – zu Hause oder in einer Einrichtung – sich nicht so frei bewegen kann, wie er es sonst könnte. Das ist zum Beispiel der Fall, wenn

- eine Betreute nachts schon mehrfach aus dem Bett gefallen ist und die Gefahr besteht, dass sie sich beim nächsten Mal ernsthaft verletzt. Gibt es keine Alternativen zu einem Bettgitter, darf ein solches angebracht werden.
- ein Betreuter frisch operiert und nun verwirrt ist (medizinisch: Delir) und sich schon mehrfach eine wichtige Infusion aus dem Arm gerissen hat. Dann wäre es gestattet, ihn so zu fixieren, dass die Infusionsnadel an Ort und Stelle bleibt. Meist ist das nur für einen kurzen Zeitraum nötig.

Das Gericht muss die Maßnahme explizit erlauben, wenn die betreute Person nicht selbst wirksam zustimmt. Eine Unterbringung allein rechtfertigt noch nicht, auch freiheitsbeschränkende Maßnahmen zu nutzen, die es vor Ort gibt. Jede einzelne Maßnahme muss immer separat gestattet werden. Für die Genehmigung muss eine erhebliche Gesundheitsgefahr drohen, die durch ein ärztliches Gutachten belegt ist. Sie wird nur gestattet, wenn alle anderen Möglichkeiten ausgeschöpft wurden und keinen Erfolg hatten.

Manche Alternativen helfen besser und schränken Betroffene weniger in ihrer Selbstständigkeit ein als typische freiheitsbeschränkende Maßnahmen. Für mobile Betreute kann zum Beispiel ein Bodenbett eine gute Alternative zum Bettgitter sein. Und bestimmte Umbauten reduzieren deutlich die Weglaufgefahr bei Menschen mit fortgeschrittener Demenz. Einige dieser Möglichkeiten stellen wir Ihnen im letzten Kapitel ab S. 147 vor.

Interview: „Ich biete Hilfe für die eher schwierigen Fälle an“

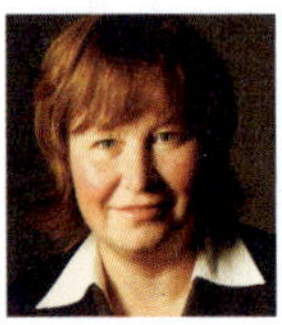

Sabine Haug ist Fachanwältin für Familienrecht und arbeitet als Berufsbetreuerin. Immer mal wieder kommt es zu Missverständnissen, da viele Menschen nicht wissen, was sie als Betreuerin erledigen darf und kann. Hier klärt sie auf.

Wann fragt das Gericht oder die Betreuungsbehörde Sie als Berufsbetreuerin an?
Als Juristin mit Schwerpunkt Familienrecht bin ich oft gefragt, wenn es um schwierige Betreuungsfälle geht. Das können Betroffene mit besonderen wirtschaftlichen oder auch persönlichen Problemen aufgrund schwerer geistiger Behinderung oder mit einer komplizierten psychischen Erkrankung wie Borderline sein. So gibt es oft Probleme mit Schulden, anhängenden Zivilklagen oder Strafprozessen. Solche Fälle sind in Deutschland nicht die Regel, aber ich als Anwältin bekomme diese eher häufig.

Haben Sie ein Mitspracherecht, wen Sie rechtlich betreuen?
Bevor ich bestellt werde, fragt meist die Betreuungsbehörde an, ob ich den Fall übernehme. In aller Regel stimme ich zu. Ausnahmsweise lehne ich die Übernahme der Betreuung ab, wenn ich bereits viele Betreuungen führe und so einer weiteren Person zeitlich nicht gerecht werden kann. Bei der Gefahr eines Interessenskonflikts, weil ich beispielsweise Angehörige bereits vertreten habe, ist die Ablehnung zwingend. Wenn ich einen Fall ablehne, dann begründe ich das in der Regel. Dies ist nicht vorgeschrieben, gehört für mich aber zu einem respektvollen Miteinander. Grundsätzlich ist aber meine Haltung: Wenn jemand meine Hilfe braucht, dann helfe ich, wenn ich kann.

Als Anwältin werden Sie nach der höchsten Vergütungsstufe im Betreuungsrecht bezahlt. Was bedeutet das?
Ich erhalte für meine Betreuertätigkeit eine höhere Vergütung als Betreuende ohne abgeschlossenes Hochschulstudium, aber eine geringere als für übliche Rechtsanwaltstätigkeiten. Ich mache das sehr gerne und finde die Arbeit wichtig und sinnvoll, sonst würde ich es ja nicht tun. Aber ich sehe zu, dass ich nicht mehr Betreuungen annehme, als ich in etwa 30 Prozent meiner Arbeitszeit gut versorgen kann. Denn ich habe auch zwei Mitarbeiterinnen, und um die bezahlen zu können, muss und will ich in der restlichen Zeit für ein richtiges Anwaltshonorar arbeiten.

Gibt es Betreute oder Angehörige, die sich wünschen, dass Sie mehr für sie tun?
Es kommt immer wieder mal zu Missverständnissen, gerade am Anfang einer Betreuung. Wenn man nicht betroffen ist, hat man sich in der Regel noch nie damit auseinandergesetzt. Dementsprechend gibt es häufig Ängste und manchmal auch Erwartungen, die nicht realistisch sind. Als Berufsbetreuerin arbeite ich zum Beispiel viel vom Schreibtisch aus, weil ich viel organisieren und somit telefonieren, Mails und Briefe schreiben muss. Laut Gesetz soll ich zu meinen Betreuten mindestens einmal im Monat persönlichen Kontakt haben. Das heißt, ich besuche sie oder empfange sie im Büro. Häufig kommt trotzdem am Anfang die Frage: Was macht die Betreuerin die ganze Zeit? Und manchmal der Vorwurf: Die kümmert sich nicht richtig.

Und was entgegnen Sie dann?
Das ist einfach der Unterschied zu ehrenamtlichen Betreuern. Ein Ehemann als Betreuer besucht seine Frau im Pflegeheim wahrscheinlich jeden Tag. Er versorgt sie aktiv, bringt ihr das Lieblingsessen, kauft Kleidung ein und so weiter. Das ist aber für Berufsbetreuer vom Gesetz gar nicht gedeckt und erst recht nicht finanziert. Manchmal denken Familien mit Kindern auch, dass ich mich um die Belange der Kinder kümmere. Aber das ist nicht meine Aufgabe. Und auch Pflegeheimen muss ich manches immer wieder erklären. Ja, ich bin die Betreuerin, aber ich gehe nicht in den Laden und suche die richtige Creme aus, um sie meiner Betreuten auf den Nachttisch zu stellen. Ich kann nur organisieren, aber nicht die alltäglichen Wünsche erfüllen. Das müssen andere tun, zum Beispiel Familienangehörige.

Gibt es auch das Gegenteil? Also Ängste, dass Sie alles an sich reißen?
Ja, auch das kommt vor. Manchmal ist es so, dass Angehörige als rechtliche Betreuer eingesetzt werden, die mit den Behördensachen überfordert sind. Für diese könnte ein Berufsbetreuer eine große Entlastung sein. Wenn aber eine Ärztin oder ein Sozialarbeiter von einer Klinik eine rechtliche Betreuung vorschlägt, kommt oft die Angst, und die Leute denken: „Wir verlieren Haus und Hof und alles ist vorbei.“ Hier nehme ich mir die Zeit, um viel Aufklärungsarbeit zu leisten. Ich erkläre dann, dass wir Berufsbetreuer Hilfe bieten und das auch nur in sehr engen Grenzen dürfen, so wie die betreute Person es möchte. Oft sind die Leute, die vorher skeptisch oder ängstlich waren, dann total dankbar für die Unterstützung. Teilweise ist es sogar so, dass ich nur als Übergangslösung angefragt werde und der ursprüngliche ehrenamtliche Betreuer die Arbeit gar nicht wieder aufnehmen möchte. Zum Beispiel, weil er feststellt, dass er nun viel entspannter private Zeit mit der betroffenen Person verbringen und lieber einmal öfter mit ihr Eis essen gehen kann. Grundsätzlich ist es immer sehr schön, wenn meine Arbeit letztlich allen Betroffenen hilft.

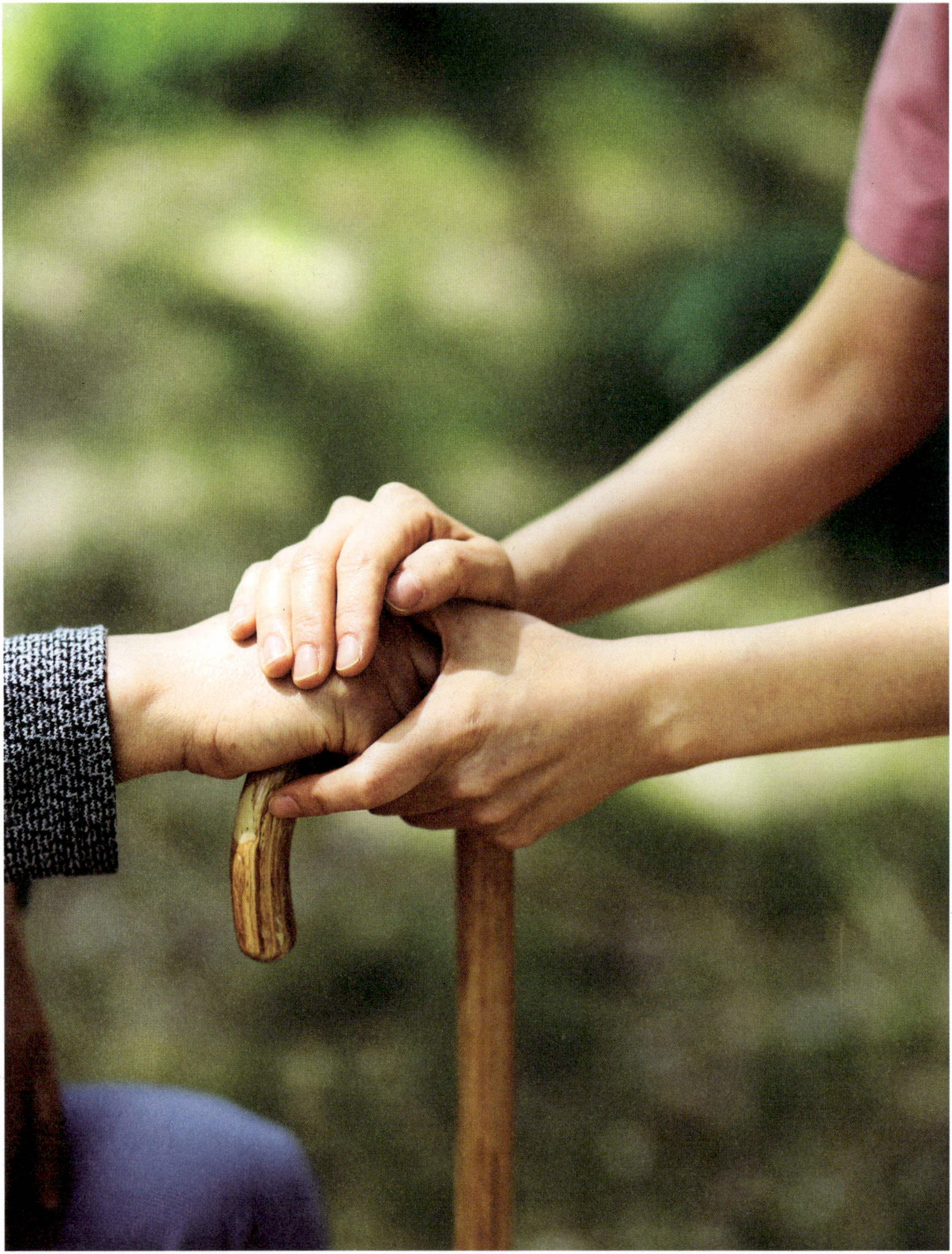

Selbst einen Menschen betreuen

Sie überlegen, ob Sie eine Betreuung übernehmen können und möchten? Dieses Kapitel hilft Ihnen, eine Entscheidung zu treffen, und leistet Unterstützung im Alltag. Vor allem zu Beginn einer Betreuung ist viel zu tun.

Wer sich zum ersten Mal mit rechtlicher Betreuung auseinandersetzt, der steht meist vor einem Berg aus scheinbar undurchdringlichen Regeln. Vielleicht ging es Ihnen auch so, dass das Thema plötzlich im Raum stand und Ihnen tausend Fragen und Bedenken durch den Kopf schossen:

- Könnte ich grundsätzlich eine Betreuung übernehmen? Wäre ich überhaupt geeignet?
- Traue ich mir das zu? Kann ich mir die Arbeit im Idealfall mit jemand anderem teilen?
- Wo kann ich mich informieren? Gibt es Schulungen? Kann ich mich individuell beraten lassen? Kostet mich das etwas?
- An wen kann ich mich bei Problemen wenden?
- Was kommt langfristig noch auf mich zu?
- Und was passiert, wenn ich einen Fehler mache?

In den ersten Kapiteln dieses Ratgebers ging es vor allem um rechtliche Hintergründe wie das Betreuungsverfahren, um wichtige

Fachbegriffe und Institutionen. In diesem Kapitel geht es um Sie. Wir beantworten typische Fragen, die zu Beginn einer Betreuung auftreten. Und wir geben Ihnen Checklisten und Musterschreiben an die Hand, die Ihnen in den ersten Wochen und Monaten einer Betreuung weiterhelfen können, etwa wie Sie ein Vermögensverzeichnis erstellen. Die Listen sind, wie der gesamte Ratgeber, juristisch geprüft.

Wie werde ich Betreuerin oder Betreuer?

Wenn das Gericht fragt, ob Sie eine rechtliche Betreuung übernehmen wollen, kommt eine neue Verantwortung auf Sie zu. Die können Sie auch teilen.

Manchmal kommt die Anfrage vom Betreuungsgericht ganz überraschend, weil etwa Verwandte, Partner oder Partnerin schnell eine Betreuung brauchen. Manche Betreuungspersonen waren zumindest theoretisch auf diesen Moment vorbereitet, weil sie beispielsweise mit einer Freundin abgesprochen hatten, dass sie im Bedarfsfall als gesetzliche Vertretung zur Verfügung stehen würden. Doch fast immer sind Ehrenamtliche, die aus privaten Gründen eine Betreuung übernehmen, Neulinge auf diesem Gebiet.

Dann ist es gut zu wissen, dass Sie sich die Arbeit mit mehreren Personen aufteilen dürfen. Das ist besonders sinnvoll, wenn mehrere Aufgabenkreise betroffen sind – eine Einzelperson hat in der Regel nicht so viel Zeit, sich zusätzlich zum eigenen Leben um all diese Aufgaben zu kümmern. Außerdem kennen Angehörige sich häufig mit unterschiedlichen Themen gut aus und übernehmen dann gerne den Bereich, in dem sie sich kompetent fühlen. Auch eine Aufteilung zwischen Ehrenamt und Berufsbetreuung ist möglich. Wenn es mehrere Betreuungspersonen gibt, ist es besonders wichtig, dass sich alle gut abstimmen.

Voraussetzungen

Um eine ehrenamtliche Betreuung zu übernehmen, müssen Sie keine Vorkenntnisse haben. Ob Sie einen und welchen Beruf Sie erlernt haben, ist egal. Entscheidend ist, ob

Sie sich vorstellen können, sich mit der neuen Aufgabe vertraut zu machen, und es für gut machbar halten, die Wünsche der betroffenen Person in Erfahrung zu bringen und zu erfüllen.

Wichtig sind neben persönlichem Engagement auch Kommunikationsfreude, Organisationstalent und Einfühlungsvermögen. Ein gewisses Geschick sowie Erfahrungen im Umgang mit Behörden sind ebenfalls hilfreich. Außerdem ist entscheidend, dass Sie beim Gedanken, eine rechtliche Betreuung zu übernehmen, ein gutes Gefühl haben. Wenn Sie sich zwar verantwortlich, aber eigentlich unwohl damit fühlen, dann sollten Sie diese Bedenken dem Betreuungsgericht erläutern, um mit den Profis zusammen eine gute Lösung zu finden.

Gut zu wissen

Wenn sich ein Mensch eine Betreuung von Ihnen wünscht, dann sind Sie laut Gesetz nur dann verpflichtet, ihm diesen Wunsch zu erfüllen, wenn Ihnen das unter Berücksichtigung von familiären, beruflichen und sonstigen Lebensumständen zugemutet werden kann. So ist es im § 1819 BGB (bis 2022: § 1898) festgelegt. Der Wenn-Satz ist entscheidend. Sofern Sie gerade selbst stark eingebunden sind oder häufiger mit der zu betreuenden Person im Streit liegen, ist es Ihr Recht, dem Gericht zu erläutern, weshalb Sie sich nicht als geeignet ansehen. In solchen Fällen kann es sinnvoll sein, eine andere Person vorzuschlagen oder nur einen unkritischen Aufgabenkreis zu übernehmen.

Fortbildungen und Hilfe

Laut Gesetz sollen möglichst ehrenamtliche Betreuerinnen und Betreuer eingesetzt werden. Damit diese auch wissen, was zu tun ist, finanziert der Staat allgemeine Schulungen sowie individuelle Beratungen bei Betreuungsvereinen und -behörden. Darüber muss das Gericht Sie aufklären und Ihnen die entsprechenden Ansprechpersonen und Adressen nennen.

Im Betreuungsverein oder bei der Betreuungsbehörde vor Ort können Sie dann eine Anfangsschulung mitmachen, die in der Regel nur wenige Stunden dauert und Ihnen das wichtigste Basiswissen vermittelt. Fortbildungen zu typischen Themen wie Vermögenssorge, moralischen Entscheidungen in der Medizin oder Pflegebedürftigkeit können Sie freiwillig und kostenlos im weiteren Verlauf der Betreuung besuchen. Außerdem helfen die Mitarbeiterinnen und Mitarbeiter bei der Erstellung von Vermögensverzeichnissen, Rechnungslegungen und Jahresberichten. Falls Ihnen ein Fehler passieren sollte, stehen sie auch bei deren Lösung mit Rat und Tat zur Seite.

Interview: „Man muss kein Jurist sein“

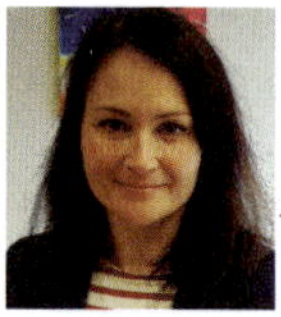

Steffi Randig ist Diplom-Sozialpädagogin und leitet das Betreuungsbüro Potsdam-Mittelmark des Betreuungsvereins Lebenshilfe Brandenburg e. V. Sie ist selbst rechtliche Betreuerin und berät Interessierte.

Warum entscheiden sich Menschen, in ihrer Freizeit den Papierkram für eine andere Person zu übernehmen?
Eine rechtliche Betreuung ist ein anspruchsvolles Ehrenamt. Ich sage immer: „Wir sind das Büro für unsere Betreuten.“ Wir klären Vermögensfragen, stellen Anträge und organisieren Termine. Genau das machen manche Menschen sehr gerne und freuen sich, wenn sie damit einer anderen Person das Leben enorm erleichtern können.

Muss ich Jura studiert haben, um alles richtig zu machen?
Nein, man muss kein Jurist sein, um eine ehrenamtliche Betreuung zu übernehmen. Die Anforderungen werden vom Gericht klar formuliert, und es gibt verschiedene Hilfen, unter anderem eben durch Betreuungsvereine wie unseren. Viele Betreuer, die ich kenne, haben gar nicht studiert. Es gibt zum Beispiel die Krankenschwester, die im Ruhestand die Betreuung für Menschen übernimmt, die sie aus der Klinik kennt und von denen sie weiß, dass sie keine Angehörigen haben. Oder den jungen Mann aus der Verwaltung, der ehrenamtlich gerne im menschlichen Kontakt stehen und seine Stärken weitergeben möchte. Angehörige übernehmen oft eine Betreuung, weil sie sich der betroffenen Person verbunden fühlen und helfen möchten.

Wann bin ich geeignet? Was sollte ich können und wissen?
Ganz wichtig ist die Erkenntnis: Ich vertrete die betroffene Person nach ihren Interessen und ihrem Wohl. Es geht nicht darum, was ich richtig finde. Angehörige haben den Vorteil, dass sie ihre Betreuten sehr gut kennen. Gleichzeitig ergibt sich daraus aber der Nachteil, dass man ja auch immer Sohn, Tochter, Nichte oder Neffe ist und sich aus dieser Rolle nie ganz lösen kann. Hier ist es gut, wenn man es schafft, eine möglichst neutrale Perspektive einzunehmen, um wirklich im Sinne der betreuten Person zu handeln. Des Weiteren sollte man in der alltäglichen Praxis einigermaßen gut organisiert sein, mit behördlichen Schreiben umgehen können und keine Scheu vor finanziellen Angelegenheiten haben. Hier kommt es aber sehr auf den Einzelfall an.

Gibt es Fortbildungen?

Ja, es gibt Einführungsveranstaltungen von Betreuungsvereinen und von Betreuungsbehörden, wo Anfänger die wichtigsten Fakten, etwa in einzelnen Nachmittagsveranstaltungen, lernen. Mittlerweile geht das auch oft online. Danach schwirrt einem zwar erst mal der Kopf, für den Anfang reicht das aber völlig aus. Dann können ehrenamtliche Betreuer später, wenn sie möchten, weitere Fortbildungen besuchen, das sind oft Tages- oder Halbtagesseminare zu bestimmten Themen. Auch Eins-zu-eins-Beratungen sind möglich. Dort kann man individuelle Fragen klären, beispielsweise wie man genau eine Sozialleistung beantragt. Bei uns machen viele Betreuer auch gerne mal ein Wochenendseminar mit. Dann fahren wir weg und bieten auch eine Betreuung für die Angehörigen an, etwa Demenzerkrankte, sodass die Betreuer sich ganz aufs Seminar konzentrieren können. Man muss sich nicht um den Haushalt kümmern und kann mittags und abends beispielsweise noch ein bisschen wandern. Für viele ist das wie ein kleiner Urlaub.

Was kostet das?

Die Beratungs- und Fortbildungsangebote der Betreuungsvereine sind kostenlos. Nur Anreise, Übernachtung und Verpflegung muss man selbst zahlen, wenn es eine mehrtägige Fortbildung ist. Ganz wichtig zu wissen ist: Man muss kein Mitglied im Verein sein! Ab 2023 müssen ehrenamtliche Betreuer lediglich eine Vereinbarung mit einem Verein schließen, wenn sie nicht mit der betreuten Person verwandt sind. Was ebenfalls viele nicht wissen: Wir beraten und informieren nicht nur Betreuer, sondern auch Interessierte. Und zwar ebenfalls kostenlos zu Vorsorgevollmacht, Patienten- und Betreuungsverfügung.

Wenn sich zwei Geschwister in unterschiedlichen Bereichen auskennen, können sie sich die Betreuung teilen?

Ja, das geht. Die rechtliche Betreuung wird ja in Aufgabenkreise untergliedert, und es ist möglich, diese an verschiedene Betreuer zu vergeben. Das Gericht nimmt darauf Rücksicht, wenn es den Wünschen der betreuten Person entspricht und die Aufteilung sinnvoll erscheint. Ich hatte mal den Fall, dass der Sohn die Gesundheitssorge übernahm und ich als erfahrene Betreuerin die Vermögenssorge. Wichtig ist dabei, dass man sich untereinander gut versteht und verständigt, da es immer wieder Verknüpfungspunkte gibt.

Was passiert, wenn Ehrenamtliche aus Versehen etwas falsch machen?

Das ist meist nicht schlimm. Oft können wir als Verein ein Problem lösen, indem wir etwa eine Fristverlängerung beantragen oder etwas rückgängig machen. Ansonsten sind ehrenamtliche Betreuer über eine Sammel-Haftpflichtversicherung des Bundeslandes geschützt. Wenn darüber ein Schaden reguliert werden muss, beraten wir den betroffenen Betreuer und helfen kostenlos bei der Kommunikation mit der Versicherung.

Rechte und Pflichten

Betreuerinnen und Betreuer haben festgelegte Rechte und Pflichten, die teils vom Gericht kontrolliert werden. Wenn Ihnen alles zu viel wird, dürfen Sie die Betreuung abgeben.

Als gesetzliche Vertretung müssen Sie sich logischerweise an Recht und Gesetz halten. Was das genau für Betreuende bedeutet, die ja eine gewisse Machtposition über die Betreuten erhalten, ist ebenfalls gesetzlich festgelegt und zum Teil in gerichtlichen Urteilen klargestellt.

Natürlich kann niemand von Ihnen als ehrenamtlicher Betreuungsperson verlangen, dass Sie jedes Detail dazu wissen. Die wichtigsten Pflichten und auch Ihre Rechte als Betreuerin oder Betreuer sollten Ihnen aber geläufig sein.

Pflichten für Betreuende

Sie sind nur für die Aufgabenkreise zuständig, die vom Gericht festgelegt wurden. Diese sind im Betreuerausweis festgehalten. Grundsätzlich müssen Sie bei Ihrer Arbeit

- alle Entscheidungen am Wohl der betreuten Person orientieren,
- es ermöglichen, dass diese ihr Leben nach ihren Wünschen gestalten kann (soweit das für Sie zumutbar ist),
- im regelmäßigen persönlichen Kontakt mit der betreuten Person stehen,
- wichtige Angelegenheiten immer mit der betreuten Person besprechen,
- vor bestimmten Entscheidungen eine Genehmigung des Betreuungsgerichts einholen,
- dazu beitragen, dass eine Krankheit oder Behinderung der betreuten Person nach Möglichkeit beseitigt oder verbessert oder zumindest eine Verschlimmerung verhindert wird und deren Folgen möglichst abgemildert werden,
- mit sämtlichen Daten und dem Wissen über die betreute Person sorgfältig und verantwortungsvoll umgehen,
- nahestehenden Angehörigen und Freunden auf Verlangen Auskunft erteilen,
- die betreute Person gerichtlich und außergerichtlich vertreten,
- mit dem Betreuungsgericht zusammenarbeiten und nach festgelegten Regeln über den Verlauf der Betreuung berichten sowie am Ende einen Schlussbericht abgeben.

Was, wann und wie detailliert Sie dem Betreuungsgericht berichten müssen, ist im BGB festgelegt. Nahe Angehörige müssen weniger Rechenschaft ablegen als fremde ehrenamtliche oder berufliche Betreuungspersonen. Zu bestimmten Angaben sind aber alle Betreuenden verpflichtet:

- **Anfangsbericht:** Persönliche Situation, geplante und durchgeführte Maßnahmen und Wünsche der betreuten Person müssen geschildert werden. Wenn Verwandte die Betreuung übernehmen, ist stattdessen auch oft ein Anfangsgespräch mit Gerichtsmitarbeitenden möglich.
- **Vermögensverzeichnis:** Das Vermögen, Schulden, regelmäßige Einnahmen und Ausgaben der betreuten Person müssen aufgeschlüsselt werden. Das Verzeichnis dient als Basis, um zu überprüfen, dass der Betreuer oder die Betreuerin sich nicht bereichert. Außerdem ist davon abhängig, ob und in welcher Höhe sich die betreute Person an Gerichtskosten beteiligen muss.
- **Änderungsmitteilungen:** Wenn sich wesentliche Fakten ändern, die betreute Person etwa umzieht, eine Erweiterung oder Einschränkung der Aufgabenkreise nötig erscheint, ein Einwilligungsvorbehalt oder dessen Aufhebung geboten ist, die Betreuung um eine weitere Betreuungsperson ergänzt oder aufgehoben werden sollte, muss das Gericht darüber informiert werden.
- **Jahresbericht:** Bei Betreuungsbeginn legt das Gericht fest, wie häufig Betreuende darüber informieren müssen, wie die Betreuung läuft. Das kann jährlich oder seltener nötig sein.

HÄTTEN SIE'S GEWUSST?

Die Betreuungsbehörde ist das Amt auf örtlicher Ebene, das für rechtliche Betreuungsangelegenheiten zuständig ist. Manchmal heißt sie auch Betreuungsstelle.

Der **Betreuungsverein** ist keine staatliche, sondern eine gemeinnützige Organisation, die eigene Büros in vielen Städten betreibt. Diese Büros sind von der Behörde offiziell anerkannt.

Betreuungsbehörden und -vereine dürfen Ehrenamtliche beraten und fortbilden, und deren Mitarbeitende dürfen auch selbst Betreuungen übernehmen. Die Behörden dürfen zusätzlich Vollmachten beglaubigen und Gerichtshilfe leisten.

Gut zu wissen

Als Betreuer oder Betreuerin müssen Sie zwar den Wünschen der betreuten Person so gut wie möglich entsprechen, aber Sie dürfen dabei Augenmaß walten lassen. Wenn sich Ihr betreuter Bruder einen größeren Fernseher wünscht, den er sich nicht leisten kann, dann bekommt er auch keinen. Und wenn Ihre betreute Mutter unbedingt noch mal nach Griechenland fliegen will, das aber völlig unrealistisch ist, dann geht das leider nicht. Sie müssen nicht versuchen, das Unmögliche möglich zu machen.

- **Auskunft auf Verlangen:** Wenn das Gericht fragt, müssen Sie jederzeit über den aktuellen Stand und den bisherigen Verlauf der Betreuung informieren.
- **Schlussbericht:** Zum Ende der Betreuung müssen Sie die aktuelle Lage schildern und erklären, wie und warum die Betreuung endete. Außerdem müssen Sie eine Schlussrechnung vorlegen.

Details und Checklisten zu den Aufgaben zu Beginn einer Betreuung und zum Vermögensverzeichnis folgen im Laufe dieses Kapitels. Ein Musterschreiben zum Jahresbericht finden Sie im Serviceteil ab S. 170.

Falls Sie wissentlich und absichtlich gegen Richtlinien oder gerichtliche Aufforderungen verstoßen sollten und ein Gericht davon erfährt, können Zwangsgelder, Geldstrafen und Schadensersatz gegen Sie geltend gemacht werden. Das ist bei Ehrenamtlichen aber selten.

Rechte von Betreuenden

Nicht nur Pflichten, sondern auch bestimmte Rechte sind für Betreuende festgelegt. Sie haben ein Anrecht auf

- eine angemessene Aufwandsentschädigung oder Vergütung,
- kostenlose Aufnahme in die Sammel-Haftpflichtversicherung für ehrenamtliche Betreuerinnen und Betreuer über das Bundesland, in dem die betreute Person lebt,
- kostenlose Versicherung in der gesetzlichen Unfallversicherung sowie
- Beratung und Hilfe durch das Gericht, die Betreuungsbehörde und den Betreuungsverein.

Außerdem haben Sie ein Recht auf Abgabe der Betreuung, wenn diese nicht mehr zumutbar ist. Sie sollen sich nicht quälen. Wenn der Aufwand zu groß, die Arbeit emotional zu belastend oder eine gute Zusammenarbeit mit der betreuten Person einfach nicht (mehr) möglich sind, dann können Sie das Gericht um Aufhebung der Betreuungspflichten bitten. Das Gericht muss Ihre Bitte prüfen und eine andere Betreuungsperson finden. In der Regel wird das Betreuungsgericht Ihrem Wunsch auf Entlassung zügig nachkommen, da es ja nicht im Interesse der betreuten Person sein kann, wenn Sie die Arbeit nicht mehr gut erledigen können. Somit ist das Gericht quasi durch seine eigenen Regeln verpflichtet, Ihre Bitte zu erfüllen.

Vergütung

Ehrenamtliche Betreuerinnen und Betreuer erhalten in der Regel eine pauschale Aufwandsentschädigung. Diese beträgt jährlich 425 Euro (ab 2023; bis dahin sind es 400 Euro). Nachweise für Ihre Arbeit sind nicht nötig. Sie können die Pauschale nach einem Jahr Betreuungsarbeit beim zuständigen Gericht beantragen und müssen das nach der ab 1. Januar 2023 geltenden Neuregelung spätestens bis zum 30. Juni des Folgejahres tun.

Beispiel 1: Eine ehrenamtliche Betreuerin wird am 18. Januar 2020 vom Gericht bestellt. Der Anspruch auf die Aufwandspauschale entsteht am Jahrestag des Betreuungsbeginns, also am 18. Januar 2021. Sie muss diesen bis zum 30. Juni 2022 geltend machen, hat also mehr als 17 Monate Zeit.

Beispiel 2: Ein ehrenamtlicher Betreuer wird am 5. Dezember 2020 vom Gericht bestellt. Der Anspruch auf die Aufwandspauschale entsteht am 5. Dezember 2021. Er muss diesen Anspruch bis zum 30. Juni 2022 geltend machen, hat also nur knapp sieben Monate Zeit.

Das Gericht genehmigt in der Regel die Pauschale und erlaubt Ihnen, sich den entsprechenden Betrag von einem Konto der betreuten Person zu überweisen. Ist diese mittellos, bekommen Sie das Geld aus der Staatskasse. Die Aufwandsentschädigung ist wie andere Ehrenamtspauschalen grundsätzlich steuerfrei und wird nicht auf staatliche Leistungen wie Hartz IV oder Sozialhilfe angerechnet.

→ Mehrere Betreuungspersonen

Sind mehrere Betreuerinnen und Betreuer für eine Person zuständig, dann kann jeder eine eigene Pauschale geltend machen. Es ist auch möglich, dass beispielsweise ein Betreuer die Aufwandspauschale nutzt und eine andere Betreuerin die Einzelabrechnung wählt. Entsprechende Vordrucke erhalten Sie vom Gericht, der örtlichen Betreuungsbehörde oder einem Betreuungsverein.

Wenn Sie höhere Ausgaben hatten, können Sie sich diese erstatten lassen, anstatt die Pauschale zu nutzen. Die Ausgaben müssen Sie dem Betreuungsgericht dann detailliert nachweisen, und zwar innerhalb von 15 Monaten, nachdem die Kosten angefallen sind.

Entscheidend dafür, ob die detaillierte Abrechnung sich lohnt, sind häufig die Fahrtkosten. Diese können Sie mit 42 Cent pro Kilometer abrechnen (Stand: 2022). Ab einer Fahrleistung von 1 012 Kilometern pro

Gut zu wissen

Wenn Sie regelmäßig größere Strecken zurücklegen, um zur betreuten Person zu gelangen, bekommen Sie unter Umständen nur die Kosten für ein öffentliches Verkehrsmittel erstattet, wenn dieses deutlich günstiger wäre als die Kilometerabrechnung. Es lohnt sich, beim Betreuungsgericht nachzufragen, was konkret abgerechnet werden darf. Bitten Sie um eine schriftliche Antwort. Ob Sie die Pauschale nutzen wollen, können Sie nach jedem Betreuungsjahr neu entscheiden.

Jahr im Auftrag der rechtlichen Betreuung lohnt sich die Einzelabrechnung also rein finanziell. Auch wenn Sie signifikante Portokosten im Rahmen der rechtlichen Betreuung hatten, können Sie diese mit abrechnen. Unter Umständen ist auch ein Vorschuss möglich, wenn das Gericht diesen bewilligt. Wenn Sie allerdings im Jahr nur knapp mehr als die Pauschale rausbekommen würden, sollten Sie überlegen, ob das den höheren Aufwand wert ist.

In Ausnahmefällen können ehrenamtliche Betreuer und Betreuerinnen ab 2023 eine richtige Vergütung erhalten, nämlich wenn „der Umfang oder die Schwierigkeit der Wahrnehmung der Angelegenheiten des Betroffenen dies rechtfertigen" (§ 1876 BGB) und die betreute Person nicht mittellos ist.

Versicherungsschutz

Sie genießen als rechtliche Betreuerin oder rechtlicher Betreuer zweifachen Versicherungsschutz – kostenfrei und ohne Selbstbeteiligung:

- für körperliche Schäden, die Sie selbst erleiden
- für Haftpflichtschäden, die Sie der betreuten oder einer dritten Person ohne Absicht zufügen

Nach dem siebten Sozialgesetzbuch sind Sie unfallversichert, während Sie ein Ehrenamt ausüben. Die rechtliche Vertretung zählt als solches. Auch auf dem Weg zur betreuten Person, bei Fortbildungen zu Betreuungsthemen oder im Gerichtsgebäude sind Sie abgesichert. Falls Sie einen Unfall haben und anschließend ärztlich behandelt werden müssen, ist es allerdings wichtig, dass Sie mitteilen, dass dies ein Unfall im Rahmen einer ehrenamtlichen Tätigkeit war. Dann informiert die Praxis oder Klinik die Unfallkasse, und die Behandlung sowie mögliche Folgeleistungen können korrekt abgerechnet werden.

Auch gegen Haftpflichtschäden, die ohne Absicht geschehen, sind Sie abgesichert, und zwar über die Sammel-Haftpflichtversicherung des Bundeslandes, in dem die betreute Person lebt. Die Versicherung umfasst sowohl Personen- als auch Vermögensschäden in festgelegter Höhe.

Jedes Bundesland hat eine individuelle Haftpflichtversicherung.

Die Details der Haftpflichtversicherungen unterscheiden sich von Bundesland zu Bundesland leicht, etwa die Haftpflichtsummen und das genaue Prozedere im Schadensfall. Sie bekommen die Details vom Gericht mitgeteilt, wenn Sie eine rechtliche Betreuung übernehmen. Außerdem erhalten Sie Informationen dazu, wie Sie sich im Falle eines Haftpflichtschadens verhalten, wen Sie wann wie informieren müssen.

Persönlich haften Sie nur bei einem vorsätzlichen oder fahrlässigen Pflichtenverstoß. Pflichtwidrig wäre es nach deutscher Rechtsprechung zum Beispiel, wenn Sie

- es versäumen, rechtzeitig einen Rentenantrag zu stellen,
- Vermögensgegenstände der betreuten Person zu unangemessen niedrigen Preisen verkaufen oder
- eine unberechtigte Kündigung der Mietwohnung der betreuten Person einfach hinnehmen.

Wenn Sie vermuten, dass Sie einen Fehler gemacht, beispielsweise eine Frist versäumt haben, wenden Sie sich schnellstmöglich an einen Betreuungsverein. Ein Mitarbeiter oder eine Mitarbeiterin kann mit Ihnen dann den konkreten Fall besprechen und bei der Lösung helfen. Fehler können passieren und meist ohne Folgen aus der Welt geräumt werden, indem etwa zügig eine Fristverlängerung beantragt wird. Falls nötig, hilft der Betreuungsverein auch bei der Kommunikation mit der Versicherung.

Falls jemand eine Forderung an Sie stellt, etwa ein Angehöriger Schadensersatz verlangt, weil er findet, dass Sie die Betreuung nicht ordnungsgemäß geführt haben, sollten Sie sich umgehend an die Versicherung sowie ans Betreuungsgericht wenden. Das Prozedere erklärt Ihnen das Gericht zu Beginn der Betreuung. Halten Sie sich an die einzelnen Schritte, um den Versicherungsschutz nutzen zu können. Die Versicherung prüft dann den Fall. Entweder stellt sie fest, dass Sie alles richtig gemacht haben, oder sie kommt für einen Schaden, der aus Versehen entstanden ist, auf.

Übrigens: Falls Sie ein hohes Vermögen einer betreuten Person zu verwalten haben, kann es sein, dass die Deckungssumme der Sammel-Haftpflichtversicherung nicht ausreicht. Diese beträgt häufig 250 000 Euro. Dann können Sie eine eigene Vermögensschaden-Haftpflichtversicherung abschließen und die Beiträge dafür aus dem Vermögen der betreuten Person bezahlen. Das müssen Sie aber mit dem Gericht abklären. Ein Betreuungsverein berät Sie, ob ein erhöhter Versicherungsbedarf besteht.

Was ist zu Beginn einer Betreuung zu tun?

In den ersten Monaten einer rechtlichen Betreuung ist viel zu erledigen. Sie müssen sich einen Überblick verschaffen, Akten anlegen und Kontakt zu allen Beteiligten aufnehmen.

Eine rechtliche Betreuung besteht am Anfang aus viel Papierkram. Direkt am ersten Tag empfiehlt es sich, einen analogen Aktenordner sowie einen digitalen Ordner anzulegen und alle wichtigen Unterlagen passend einzusortieren. Besonders wichtige Dokumente wie eine Patientenverfügung, den Mietvertrag oder ein Testament scannen Sie am besten ein und verwahren sie einmal in Papierform und einmal digital. Diese Dokumentation ist nicht nur wichtig für Sie, um den Überblick zu behalten. Sie müssen auch dem Gericht gegenüber Rechenschaft ablegen. Außerdem ist es so möglich, dass eine Vertretung, falls Sie mal krank oder im Urlaub sind, im Bedarfsfall schnell einen Überblick bekommt und adäquat handeln kann. Im Serviceteil auf S. 169 finden Sie eine Checkliste zum Abhaken, was alles zu Beginn einer Betreuung zu erledigen ist.

Übersichtsakte erstellen

Ganz am Anfang steht die Erstellung einer Übersichtsakte. Auf der ersten Seite sollten Sie alle wichtigen Daten zur betreuten Person sowie zur Betreuung an sich notieren: Dies ist das Stammdatenblatt (siehe Checkliste auf der nächsten Seite). Anschließend können Sie verschiedene digitale Ordner beziehungsweise analoge Zwischenblätter anlegen. Meist bietet sich eine Unterteilung nach Aufgabenkreisen an. Auch eine feinere Unterteilung ist möglich, etwa im Bereich Finanzen in Vermögen, Schuldenregulierung und Versicherungen.

Des Weiteren sollten Sie einen Ordnerbereich oder einen digitalen Ordner „Persönliches“ einrichten. Darin können Sie Notizen über wichtige Gespräche mit der betreuten Person ablegen. Außerdem empfehlen sich zwei weitere Unterteilungen für

1. Dokumente, die Sie am Ende der Betreuung zurückgeben müssen, wie die Betreuer-Urkunde oder das Testament der betreuten Person, und
2. Dokumente, die Sie behalten können, wie etwa Schriftverkehr mit dem Betreuungsgericht.

Eine Übersichtsakte könnte also aus folgenden Teilbereichen bestehen:

Checkliste

Angaben für das Stammdatenblatt

- ☐ **Persönliche Daten der betreuten Person.** Name, Geburtsdatum/-ort, Adresse, Telefonnummer(n), Staatsangehörigkeit, Beruf, Ausweisnummer, gegebenenfalls Religion und/oder Aufenthaltserlaubnis.
- ☐ **Angehörige.** Nahe Verwandte mit Name, Anschrift, Erreichbarkeit und Verwandtschaftsverhältnis.
- ☐ **Weitere Bezugspersonen.** Etwa gute Freunde oder Nachbarn.
- ☐ **Betreuungsverhältnis.** Zuständiges Betreuungsgericht, Aktenzeichen und Tag, an dem die Betreuung begonnen hat. Außerdem Aufgabenkreise und eventuelle Einwilligungsvorbehalte. Sinnvoll: Namen und Telefonnummer/E-Mail-Adresse der Ansprechpersonen bei Gericht (auch vom Bereitschaftsdienst!), von Betreuungsbehörde und Betreuungsverein.
- ☐ **Medizinische Versorgung.** Namen, Anschriften und Telefonnummern von Krankenkasse, Ärztinnen und Ärzten. Hinweis, ob und wo es eine Patientenverfügung gibt.
- ☐ **Pflegerische Versorgung.** Details zur Pflegekasse und einer eventuell vorhandenen privaten Pflegeversicherung sowie zum Pflegegrad. Personen, die die Pflege im Alltag durchführen, also etwa pflegende Angehörige, ein Pflegedienst oder eine private Pflegeperson, die mit im Haushalt lebt.
- ☐ **Bankverbindungen.** Sämtliche Konten mit Iban, Bic und Name der Bank sowie gegebenenfalls Depots.
- ☐ **Monatseinkommen.** Dazu zählen Lohn, Renten, Mieteinnahmen, Unterhalt, Sozialleistungen (auch Wohngeld) und Leistungen von Pflegeversicherungen.
- ☐ **Ausgaben.** Monatliche Posten wie Miete/Heimkosten, Nebenkosten (inklusive Telefon/Internet), Mitgliedschaften, Versicherungen, Abos sowie grob geschätzte übliche Lebenshaltungskosten.
- ☐ **Befreiungen/Ermäßigungen.** Zuzahlungsbefreiung bei der Krankenkasse, Schwerbehindertenausweis, Sozialtarif beim Telefonanbieter.

- Stammdatenblatt
- Aufgabenkreis „Finanzen“ mit den zwei Unterordnern „Vermögen“ und „Versicherungen“
- Aufgabenkreis „Gesundheit“
- persönliche Notizen
- Dokumente der betreuten Person zur Rückgabe
- eigene Dokumente der rechtlichen Betreuung

Stammdatenblatt anlegen

Das Stammdatenblatt enthält eine Übersicht über die persönlichen Daten und die Details zur Betreuung. Teilweise erhalten Sie dafür ein Musterformular vom Gericht, von der Betreuungsbehörde oder vom Betreuungsverein. Wenn nicht, können Sie sich an unserer Checkliste orientieren.

Wenn Sie einen Anfangsbericht abgeben müssen, helfen Ihnen die Angaben aus dem Stammdatenblatt dabei. Die Idee des Anfangsberichts ist, dass der Betreuer oder die Betreuerin sich und dem Gericht einen Überblick über die persönlichen Lebensumstände der betreuten Person verschafft. Sie müssen keine bestimmte Form wahren, sondern können beispielsweise erst die persönlichen Daten sowie die Daten zum Betreuungsverhältnis tabellarisch notieren und anschließend frei die Lebensumstände schildern:

- Wo wohnt die betreute Person? Im Eigenheim, in einer Mietwohnung, in einer Pflege-WG oder im Pflegeheim?
- Wie geht es ihr aktuell?
- Wie ist die finanzielle Situation?
- Von wem bekommt sie regelmäßige Unterstützung im Alltag? Wobei?
- Was wünscht die betreute Person sich für die kommende Zeit? Hat sie Sorgen/Ängste – auch in Bezug auf die Betreuung? Was ließe sich tun, um diese zu mildern?
- Wie ist die gesundheitliche Situation? Und wie (un)zufrieden ist die betreute Person damit? Stehen bald bestimmte Untersuchungen/Maßnahmen an? Würden Sie etwas für sinnvoll halten, zum Beispiel eine geriatrische Reha-Maßnahme (siehe Kasten auf S. 101)?
- Ist es möglich, gemeinsame Ziele oder Wünsche für die Zukunft zu formulieren? Wie lassen sich diese erreichen?

Vermögensverzeichnis erstellen

Außerdem müssen Sie für das Gericht ein sogenanntes Vermögensverzeichnis erstellen. Darin führen Sie auf, welches Vermögen und/oder welche Schulden die betreute Person an dem Tag hat, an dem die Betreuung beginnt. Das Gericht teilt Ihnen sowohl diesen Stichtag mit als auch die Frist, innerhalb derer Sie das Vermögensverzeichnis abgeben müssen. In der Regel sind das mindestens vier Wochen, häufig sogar zwei Monate. Für Ihren Überblick empfiehlt es sich, das Verzeichnis direkt hinter das Stammdatenblatt zu heften und zusätzlich digital abzuspeichern.

Checkliste

Angaben für das Vermögensverzeichnis

- ☐ **Giro- und Sparkonten.** Gibt es mehrere? Was liegt bei welcher Bank?
- ☐ **Wertpapiere.** Gibt es Depots? Mit welchem Wert am Stichtag?
- ☐ **Lebensversicherung/Bausparvertrag.** Wenn vorhanden, mit welchem Rückkaufswert/Sparbetrag am Stichtag?
- ☐ **Geschäft.** Ist die betreute Person Inhaber/Teilhaber einer Firma? Welchen Verkaufswert hätte diese am Stichtag? Gibt es gewerbliche Vorräte?
- ☐ **Beteiligungen.** Gibt es Beteiligungen an Gesellschaften/Genossenschaften? Mit welchem Wert?
- ☐ **Grundstück/Haus/Wohnung.** Gibt es Eigentum? Selbst bewohnt oder vermietet? Welchen Zeitwert hat die Immobilie samt Grundstück? Auch Häuser im Ausland zählen.
- ☐ **Einrichtung.** Wie viel ist die Einrichtung wert? Gibt es Antiquitäten oder Kunst? Wertvolle Musikinstrumente, Kleidung, Technik?
- ☐ **Schmuck/Gold.** Gibt es wertvollen Schmuck? Wo und mit welchem (Geld-)Wert zum Stichtag?
- ☐ **Sonstige Werte.** Wie viel sind eigene Fahrzeuge wert? Gibt es einen Oldtimer? Andere teure Maschinen? Wertvolle Tiere?
- ☐ **Bargeld**. Auch ausländische Währungen zählen.
- ☐ **Ausstehende Forderungen.** Gibt es Schulden? Hierzu zählen Darlehen, Hypotheken, Forderungen aus Kauf-/Miet-/Pachtverträgen, aber auch Spielschulden.
- ☐ **Sonstige Verpflichtungen.** Gibt es Unterhaltsverpflichtungen? Oder offene Rechnungen?
- ☐ **Größere Schenkungen.** Wurden in den letzten zehn Jahren hochwertige Schenkungen gemacht? Wenn ja, wann ging welcher Wert an wen? Gegebenenfalls müssen diese zurückgefordert werden.
- ☐ **Monatliches Einkommen/monatliche Ausgaben.** Aus dem Stammdatenblatt übernehmen.

Zum Vermögen zählt alles vom Girokonto über Einrichtung und Schmuck bis zur Finca im Ausland. Es reicht, wenn Sie den Wert schätzen. Sie müssen keinen Gutachter kommen lassen. Bei Schulden sollten Sie hingegen genaue Zahlen liefern. Gleiches gilt für die regelmäßigen Einnahmen. Diese sind in der Regel gut aus den Unterlagen der vergangenen Monate ersichtlich. Unter Ausgaben sind vor allem größere Posten wie Miete, Nebenkosten, Versicherungsbeiträge und eine grobe Einschätzung der Lebenshaltungskosten zu verstehen. Außerdem sollten Sie prüfen, ob kürzlich unrechtmäßige Zahlungen erfolgt sind. Falls ja, müssen Sie checken, ob Sie diese rückgängig machen können. Bei Unsicherheiten, Schwierigkeiten oder größeren Vermögenswerten dürfen Sie sich laut Gesetz von der zuständigen Behörde, einem Notar oder Sachverständigen helfen lassen.

Mit dem Vermögensverzeichnis will sich das Gericht einen Überblick über die finanzielle Situation der betreuten Person verschaffen. Das ist zum einen entscheidend, um die Kosten festzulegen, die Betroffene für ihre Betreuung selbst übernehmen müssen. Zum anderen ist es die Grundlage, auf der das Gericht prüft, dass Betreuende vernünftig mit dem anvertrauten Geld umgehen. Bei jeder späteren Prüfung wird das Gericht sich wieder auf dieses zu Beginn der Betreuung erstellte Vermögensverzeichnis beziehen. So wird unter anderem mit jedem Jahresbericht von allen Betreuerinnen und Betreuern, die nicht rechnungslegungspflichtig sind, ein aktueller Vermögensstand abgefordert. Auch gegenüber späteren Erben dient das Verzeichnis als Nachweis, was bei Übernahme der Betreuung an Vermögen vorhanden war. Sie sollten es daher sehr sorgfältig erstellen.

→ Es geht ausschließlich um die betreute Person

Beim Vermögensverzeichnis ist entscheidend, ausschließlich die betreute Person zu betrachten. Wenn beispielsweise der Ehemann eine hohe Pension bezieht, die Frau aber betreut wird, dann ist die Pension für ihre Einkünfte irrelevant. Gleiches gilt für Schulden. Etwas komplizierter wird es häufig bei gemeinsamen Konten. Hier kann es sinnvoll sein, beispielsweise ein gemeinsames Girokonto aufzuteilen, damit klar ersichtlich ist, wem welches Geld gehört. Es kann aber auch in Ordnung sein, rechnerisch einfach beiden Partnern je die Hälfte zuzugestehen. Bei Zweifeln fragen Sie beim zuständigen Gericht nach.

Wie umfangreich ein solches Verzeichnis sein muss, hängt wie immer vom Einzelfall ab. Meist sind es mehrere Seiten. Viele Gerichte bieten als Grundlage ein eigenes Formular an. Alternativ können Sie sich an der Checkliste auf S. 99 orientieren.

Beteiligte informieren

Recht zügig sollten Sie alle wichtigen Stellen und Personen informieren, mit denen Sie zukünftig als Betreuerin oder Betreuer zusammenarbeiten werden. Hierfür reicht in der Regel ein einfaches Schreiben (siehe Musterbrief auf S. 102).

Natürlich sollten oben auf dem Schreiben Ihr Name, Ihre Adresse sowie Telefonnummer oder E-Mail-Adresse notiert sein. Bei Bedarf können Sie außerdem um bestimmte Dinge bitten, etwa:

- Bitte bestätigen Sie mir den Eingang dieses Schreibens postalisch/per Mail.
- Bitte setzen Sie sich mit mir in Verbindung, wenn ...

Typischerweise sollten Sie die folgenden Institutionen über die Betreuerbestellung informieren:

- Behörden, etwa Sozial- und Finanzamt
- Rententräger, also Rentenkasse und gegebenenfalls private Rentenversicherungen
- Versicherungen, etwa Kranken- und Pflegeversicherung(en)
- Banken
- Behandelnde Ärztinnen und Ärzte
- gegebenenfalls Pflegedienst beziehungsweise Pflegeheim
- gegebenenfalls Vermieter oder Mieter

Ob und welche Verwandte, Freunde und Nachbarinnen Sie über die Einrichtung einer Betreuung informieren, sollten Sie nach

Gut zu wissen

Eine geriatrische Reha kommt für ältere Menschen infrage, die mehrere behandelbare Beschwerden haben. Typisch im Alter sind Ängste, Arthrose, erhöhter Blutdruck, Demenz, Diabetes, Inkontinenz, Osteoporose, Rheuma, Schluckbeschwerden, eine erhöhte Sturzgefahr, Übergewicht sowie stark eingeschränkte Hör- und Sehfähigkeit. Viele Senioren nehmen solche Veränderungen als alterstypisch hin, aber häufig kann Krankengymnastik in Kombination mit ärztlicher Behandlung, aktivierender Pflege, passender Beratung und eventuell einer ergänzenden Psychotherapie die Beschwerden deutlich verbessern und vorhandene Stärken ausbauen. In einer geriatrischen Reha ist das möglich. Bisher haben die Krankenkassen diese eher zögerlich finanziert. Doch seit 2022 müssen die Kassen nicht mehr zustimmen, sondern es reicht eine gut begründete Verordnung. Voraussetzung sind in der Regel ein Mindestalter von 70 Jahren sowie mindestens zwei Erkrankungen oder Folgeerscheinungen, bei denen eine realistische Prognose auf Besserung besteht.

Sehr geehrte Damen und Herren,

ich,

____

(Ihr Name, Geburtsdatum und -ort)

bin vom Amtsgericht ____________________ *(Ort)*

zum rechtlichen Betreuer/zur rechtlichen Betreuerin für

____

(Name)

____

(Geburtsdatum)

____

(Adresse)

bestellt worden.

Eine Kopie meines Betreuerausweises liegt bei. Bitte vermerken Sie die Betreuerbestellung in Ihren Unterlagen.

Ich bitte darum, den weiteren Schriftverkehr an meine oben genannte Adresse zu schicken.

Bitte informieren Sie mich über alle Angelegenheiten, die für die Führung der Betreuung von Bedeutung sind.

Für Rückfragen stehe ich gerne zur Verfügung.

Mit freundlichen Grüßen

____

(Datum, Unterschrift)

Möglichkeit mit der betreuten Person abstimmen. Nicht jeder muss das unbedingt erfahren. Hier sind Sie sogar zur Diskretion angehalten. Sie müssen sensible Daten schützen und über medizinische Details schweigen. Für den alltäglichen Umgang ist es aber hilfreich, wenn enge Kontaktpersonen Bescheid wissen, damit sie sich nicht wundern und Sie bei der Gestaltung der Betreuung zusammenarbeiten können.

Gesundheitliche Situation

In den ersten Wochen der Betreuung sollten Sie sich einen Überblick über die gesundheitliche Lage verschaffen. Am wichtigsten ist es, frühzeitig zu prüfen, ob und wo die betreute Person kranken- und pflegeversichert ist. Auch wenn in Deutschland eine Pflicht gilt, sich gegen Krankheit und Pflegebedürftigkeit zu versichern, kann es passieren, dass dieser Schutz aus Unachtsamkeit nicht (mehr) besteht. Ist das der Fall, sollten Sie sich schnellstmöglich darum bemühen, dass die betreute Person in beiden Versicherungen aufgenommen wird.

Für die gesetzliche Versicherung ist das in der Regel relativ einfach. Sie können sich an eine Krankenkasse Ihrer Wahl wenden und dort einen Antrag auf Versicherung stellen. Da die Pflegekasse bei der Krankenkasse angesiedelt ist, leitet diese intern alle nötigen Dokumente weiter.

Doch je nach Vorgeschichte ist manchmal ausschließlich eine private Absicherung möglich. Dafür ist eine Gesundheitsprüfung nötig, und Sie müssen zwei separate Verträge für Kranken- und Pflegeversicherung abschließen. Betreuungsvereine und die Unabhängige Patientenberatung helfen in beiden Fällen kostenlos.

Wenn der Versicherungsschutz steht, ist die nächste Frage, ob die betreute Person sich von der Zuzahlungspflicht befreien lassen kann. Patientinnen und Patienten müssen in Deutschland maximal 2 Prozent ihres jährlichen Brutto-Einkommens für Medikamente oder Krankenhausbehandlungen zuzahlen; chronisch Kranke nur 1 Prozent. Ist diese Höhe erreicht, übernimmt die Versicherung für den Rest des Jahres alle Kosten. Prüfen Sie also die Quittungen für Zuzahlungen des aktuellen Kalenderjahres und vergleichen Sie diese mit den Brutto-Einnahmen. Ist die entsprechende Prozentschwelle erreicht, können Sie bei der Krankenkasse der betreuten Person um Befreiung bitten. Wenn bisher keine Quittungen gesammelt wurden, dann machen Sie das in Zukunft.

Pflegeleistungen prüfen

Wenn die Person, die Sie betreuen, bereits einen Pflegegrad hat, dann empfiehlt es sich, zu prüfen, ob sie alle Leistungen – auch aus einer eventuell zusätzlich abgeschlossenen privaten Pflegeversicherung – nutzt, die ihr zustehen und sinnvoll sind. Oft verfällt beispielsweise der monatliche Betrag für den Verbrauch bestimmter Hilfsmittel. Dabei ist er sehr nützlich, weil sich Pflegebedürftige damit jeden Monat Dinge wie Desinfektionsmittel, Einmalhandschuhe, Inkontinenzprodukte und auch Masken bis zu einer Höhe von 40 Euro von der Kasse finanzieren lassen können.

Anbieter wie curabox.de, pflegebox.de oder sanubi.de bieten individuell zusammenstellbare Hilfsmittelboxen an, die monatlich frei Haus geliefert und direkt mit der Pflegeversicherung abgerechnet werden.

→ Einen Pflegegrad beantragen

Wenn jemand regelmäßig für voraussichtlich mindestens sechs Monate Hilfe im Alltag braucht, dann stehen die Chancen gut, dass ein Pflegegrad anerkannt wird. Dafür müssen Sie bei der Pflegeversicherung der betreuten Person einen formlosen Antrag stellen: „Hiermit bitte ich für [Name der betreuten Person] um Leistungen aus der Pflegeversicherung". Bestätigt ein Gutachten nach einem persönlichen Besuch die Pflegebedürftigkeit, dann haben Betroffene Anspruch auf verschiedene Leistungen aus der Pflegeversicherung. Das können monatliche Geldleistungen, eine direkte Abrechnung mit Pflegedienst oder -heim oder auch einmalige Zuschüsse, etwa zum Badumbau, sein.

Was oft übersehen wird, sind die Zuschüsse bei Bedarf. Pflegebedürftige können beispielsweise bis zu 4 000 Euro für Maßnahmen zur Verbesserung des Wohnumfelds erhalten. Der Klassiker ist der Umbau zu einem barrierefreien Badezimmer. Wenn mehrere Menschen eine Pflege-WG gründen wollen, gibt es eine Anschubfinanzierung von bis zu 2500 Euro pro Person. Manchmal lohnt sich der Antrag auf einen Pflegegrad schon für einen dieser Zuschüsse. In jedem Fall ist es sinnvoll, im Hinterkopf zu haben, dass es solche Zahlungen gibt, damit Sie im Bedarfsfall eine Beratung organisieren können.

Eine erneute Begutachtung anzuregen ist hingegen nur dann sinnvoll, wenn Sie den Eindruck haben, dass der Pflegegrad längst nicht mehr ausreicht. Diese Option ist allerdings mit Vorsicht zu betrachten, denn es gibt keinen Bestandsschutz! Wenn die letzte Entscheidung – ersichtlich aus dem Gutachten des Medizinischen Dienstes (früher: MDK) oder von Medicproof – nur knapp zugunsten der betreuten Person ausgefallen ist, dann sollten Sie eher nichts unternehmen.

Weitere Ansprüche prüfen

Oft haben Betreute Anspruch auf staatliche Leistungen, die sie aber nicht nutzen. Die häufigsten Gründe dafür sind Unwissenheit und Scham, etwa weil manche Unterstützungsleistungen so negativ behaftet sind, dass man lieber darauf verzichtet, als zu denjenigen zu zählen, die man vielleicht selbst schon einmal als „Sozialschmarotzer" bezeichnet hat.

Das Thema Pflegebedürftigkeit ist ein weites Feld. Wenn Sie sich bisher nicht damit auseinandergesetzt haben, sollten Sie sich in einem Pflegestützpunkt beraten lassen. Die Stützpunkte werden von den Pflegekassen finanziert und bieten kostenlose und neutrale Beratungen. Weiterführende Informationen erhalten Sie in unserem Ratgeber „Schnelle Hilfe im Pflegefall". Er erklärt, welche Leistungen es von der Pflegekasse gibt, wie Sie im Job kürzertreten können und wo Sie Unterstützung bekommen. Sie können ihn unter test.de/shop sowie im Buchhandel kaufen.

Häufig tun die Betroffenen sich damit aber keinen Gefallen. Wer sich kein hochwertiges Essen leisten kann, aus Geldmangel nicht mehr an sozialen Aktivitäten teilnimmt oder sogar Schulden anhäuft, nur um keine staatlichen Gelder zu nutzen, der schneidet sich ins eigene Fleisch.

Es ist daher sinnvoll, wenn Sie sich bei Bedarf beraten lassen, welche Sozialleistungen womöglich infrage kämen und wie Sie diese beantragen könnte.

Einen Blick wert sind:

- Wohngeld
- Wohnberechtigungsschein
- Grundsicherung im Alter
- Hilfe zur Pflege
- Hilfe zum Lebensunterhalt
- Hilfe bei Mietschulden
- Hilfe für blinde, sehbehinderte und gehörlose Menschen
- Pflegewohngeld (bisher nur für Bewohnerinnen und Bewohner von Pflegeheimen in Mecklenburg-Vorpommern, NRW und Schleswig-Holstein)

Die Betreuungsvereine können hierzu eine unkomplizierte Erstberatung leisten, die Sie zu nichts verpflichtet und die unter die Schweigepflicht fällt.

Neben diesen staatlichen Leistungen gibt es noch weitere Unterstützung und Vergünstigungen, die sich lohnen können. Dazu zählen insbesondere:

- Beihilfen (für Beamtinnen und Beamte, auch ehemalige)
- Erwerbsminderungsrente
- Schwerbehindertenausweis

Privat Versicherte, die als Beamtinnen und Beamte tätig sind oder waren, bekommen immer nur einen Teil der Krankheitskosten von ihrer Krankenversicherung erstattet. Den Rest müssen Betroffene von der staatlichen Beihilfe erbitten. Manche scheuen diesen doppelten Aufwand. Dabei beträgt der Zuschuss der Beihilfe mindestens 50 Prozent. Und manchmal übernimmt die Beihilfe einen Teil der Kosten für eine Behandlung oder ein Medikament, zu denen die

HÄTTEN SIE'S GEWUSST?

Nicht jeder Schwerbehindertenausweis berechtigt zu den gleichen Dingen. Für jede Einschränkung gibt es eine Abkürzung. Zum Beispiel:

G = gehbehindert. Wer sich nur eingeschränkt fortbewegen kann, darf kostenlos den öffentlichen Nahverkehr nutzen. Wer Sozialhilfe oder Grundsicherung im Alter bezieht, bekommt Extrageld für Mehrausgaben.

aG = außergewöhnlich gehbehindert. Betroffene können den blauen Parkausweis bekommen, um auf dem Parkplatz mit dem Rollstuhl zu parken. Auch Menschen, die blind oder stark sehbehindert sind (Kürzel Bl), sind dazu berechtigt.

B = Begleitperson. Wer eine ständige Begleitung braucht, kann diese im Nah- und Fernverkehr und auf zahlreichen innerdeutschen Flügen kostenlos mitnehmen. Das gilt auch für einen Blindenhund.

private Krankenversicherung nichts beisteuern wollte. Rechnungen sollten Sie daher immer bei beiden einreichen.

Auf die Erwerbsminderungsrente haben alle Menschen einen Anspruch, die aus bestimmten gesundheitlichen Gründen nicht oder nur sehr eingeschränkt arbeiten können. Es ist auch eine Rente wegen teilweiser Erwerbsminderung möglich. Beides gilt allerdings nur für Personen, die noch keine Altersrente erhalten. Prüfen Sie bei Bedarf den Anspruch, da die Erwerbsminderungsrente Vorrang vor Sozialleistungen hat.

Der Schwerbehindertenausweis bietet diverse – vor allem finanzielle – Erleichterungen im Alltag für Menschen mit bestimmten Einschränkungen. Wenn Sie einen Menschen betreuen, der gehörlos, blind oder stark seheingeschränkt ist oder sich sehr schlecht allein fortbewegen kann, lohnt sich eine Beratung.

Details erklärt beispielsweise die Website einfach-teilhaben.de. Einen Antrag auf einen Schwerbehindertenausweis können Sie beim örtlichen Versorgungsamt oder dem Amt für soziale Angelegenheiten stellen.

Was sich später noch lohnt

Wenn Sie die wichtigsten Punkte zu Beginn einer Betreuung erledigt haben, kann es sinnvoll sein, sich später noch mit einigen Details auseinanderzusetzen, um der betreuten Person zu allen Rechten zu verhelfen, die sie eigentlich hat; oder um ihr Leben angenehmer zu gestalten; oder um schlicht Ihre eigene Arbeit als Betreuerin oder Betreuer zu erleichtern. Wir empfehlen insbesondere Folgendes:

Rentenansprüche. Schätzungen gehen davon aus, dass jeder zweite Bescheid fehlerhaft sein könnte. Manchmal kommt es zu simplen Zahlendrehern. Auch passiert es häufiger, dass die Rentenkasse einen oder mehrere Zeiträume im Versicherungsverlauf falsch oder unvollständig hinterlegt hat, sodass die betreute Person weniger Rente bekommt, als ihr eigentlich zustünde. Besonders oft gibt es Lücken bei

- Ausbildungszeiten, Studium und Auslandsaufenthalten,
- Anrechnungszeiten durch Arbeitslosigkeit oder Krankheit,
- Zeiten der Schwangerschaft oder Kindererziehung,
- Pflegezeiten (für aktuell oder ehemals pflegende Angehörige),
- freiwilligen Einzahlungen und Zuverdiensten während der Frührente,
- Beiträgen aus DDR-Zeiten,
- einem Versorgungsausgleich nach Scheidung,
- der Zusammenrechnung von eigener Rente und Hinterbliebenenrente.

Um diese Ansprüche zu prüfen und zu belegen, müssen Sie den Lebensweg der betreuten Person möglichst vollständig nachvollziehen können. Fragen Sie bei ihr und den Angehörigen nach. Wenn Sie Fehler in der Aufschlüsselung des Rentenbescheids finden, die zum Nachteil der betreuten Person sind, sollten Sie diese bei der Deutschen Rentenversicherung melden. Sie muss Bescheide und künftige Zahlungen anpassen und zu wenig gezahlte Rente nachzahlen.

Wichtig zu wissen ist: Falls die Rentenversicherung bei der Nachprüfung feststellen sollte, dass der betreuten Person weniger Rente zusteht als bisher gedacht, fordert sie das zu viel gezahlte Geld zurück und passt den Rentenbetrag nach unten an. Das ist selten, kommt aber vor. Daher sollten Sie bei einer Meldung sicher sein, dass der Änderungsantrag für die betreute Person einen Vorteil bringt.

Moderne Hilfstechnik. Mittlerweile gibt es viele technische Hilfen, die den Alltag erleichtern können. Der Fachbegriff ist AAL, kurz für „Ambient Assisted Living", was frei mit „Assistenzsysteme für ein unabhängiges Leben" übersetzt werden kann. Viele Menschen wissen nichts davon. Hier können Sie erste wertvolle Recherche-Arbeit leisten und Hilfen vorstellen, die Ihrer Meinung nach zur betreuten Person passen könnten. Insbesondere technische Geräte, die per Sprache oder übers Tablet gesteuert werden oder automatisch funktionieren, können Komfort und Sicherheit steigern. Einige Beispiele:

- Eine Leuchte an einer speziellen Pillenbox erinnert an die Tabletteneinnahme und schickt, sofern gewünscht, eine

SMS an Sie oder eine andere Person des Vertrauens, wenn die Pillendose geöffnet wurde. So werden wichtige Medikamente seltener vergessen.

- Braucht die betreute Person eine neue Packung eines Medikaments, das sie regelmäßig einnimmt, kann sie das über eine sichere App in der Apotheke ihres Vertrauens anfordern und es sich per Post liefern lassen.
- Bestimmte „intelligente" Steckdosen schalten per Sprachbefehl eine Lampe oder das Radio ein.
- Falls die betreute Person stürzt und innerhalb eines festgelegten Zeitrahmens nicht wieder aufsteht, melden Sensoren das an eine Nachbarin, die einen Schlüssel hat und nachsehen kann.

Vieles Weitere ist machbar. Ein seniorengerechtes Tablet mit großen Symbolen und wenigen Funktionen ermöglicht die moderne Hilfe. Und es macht – einmal eingerichtet und erklärt – auch den Videochat mit Enkeln oder behandelnden Ärztinnen und Ärzten möglich. Automatisierte Heizungssteuerungen, Fensterschließmechanismen oder die gute alte Zeitschaltuhr können ebenfalls den Alltag erleichtern.

Manche Hilfen werden als sogenannte DiPas, Digitale Pflege-Anwendungen, sogar von den Pflegekassen mitfinanziert. Für altersgerechte Umbauten, Maßnahmen zur Barrierereduzierung, zur Erhöhung des Wohnkomforts oder zum Einbruchschutz gibt es günstige Kredite oder Zuschüsse von der Kreditanstalt für Wiederaufbau. Vieles dürfen auch Mieter nutzen, wenn sie eine Erlaubnis vom Vermieter haben. Weitere Informationen dazu finden Sie auf kfw.de, Stichworte „159" und „455".

Wer auf der Robinsonliste steht, bekommt keine Werbung mehr.

Die Robinsonliste. Das ist eine Adressdatei des Deutschen Dialogmarketing-Verbands. Der Name ist angelehnt an die Geschichte von Robinson Crusoe, der auf einer einsamen Insel strandete. Wer Namen und Adresse in der Liste hinterlegt, bekommt keine Werbung mehr in den Briefkasten, weil die Adresse auf eine Sperrliste gesetzt wird, an die alle Unternehmen sich halten müssen. Sinnvoll kann das beispielsweise sein, wenn die betreute Person dazu neigt, ständig unnötige Sachen zu bestellen. Sie dürfen sie ohne gerichtliche Genehmigung auf die Liste setzen.

Die Eintragung ist kostenlos – mit mehreren Schreibweisen des Namens – online möglich unter ichhabediewahl.de/?cid=39, telefonisch unter Tel. 0 69/79 20 09 91 oder per Post an:

DDV-Robinsonliste
Postfach 710881
60498 Frankfurt

Darf ich noch Urlaub machen?

Eine andere Betreuungsperson kann Sie vertreten, wenn Sie krank sind oder mal Urlaub haben. Eine übersichtliche Aktenführung ist dafür besonders wichtig.

Rechtliche Betreuerinnen und Betreuer haben in gewissen Grenzen die Pflicht, die von ihnen betreute Person in allen nötigen Belangen zu vertreten. Trotzdem haben Betreuende selbstverständlich ein Anrecht auf Urlaub und können auch mal krank werden. Daher legen immer mehr Gerichte von Anfang an Ersatzbetreuungspersonen fest, die in solchen Fällen die Hauptbetreuenden vertreten. Manchmal geschieht das auch erst bei Bedarf.

Ersatz bestimmen

Machen Sie sich nach Möglichkeit vor dem Betreuungsverfahren ein paar Gedanken, wer Sie bei Abwesenheit gut vertreten könnte. Beziehen Sie die entsprechende(n) Person(en) mit in Ihre Überlegungen ein. Optimalerweise sind mehrere Menschen, die als Vertretung infrage kommen, offiziell am Verfahren beteiligt. So kann sich das Gericht einen Überblick über das Netzwerk verschaffen und im Idealfall direkt eine oder mehrere Ersatzpersonen festlegen.

Falls das Gericht keine Anstalten dazu macht, können Sie beziehungsweise der oder die Betroffene aktiv darum bitten, dass jemand festgelegt wird. Das ist auch jederzeit während einer Betreuung möglich. Wichtig ist, grundsätzlich klarzustellen, dass es sich um eine Vertretung handelt. Nur dann ist sicher, dass die betreute Person nicht für mehrere Betreuerinnen und Betreuer bezahlen muss.

Saubere Aktenführung

Damit Ersatzbetreuer und -betreuerinnen im Bedarfsfall schnell handeln können, ist es wichtig, dass Sie eine übersichtliche Betreuungsakte führen. Halten Sie am besten regelmäßig Rücksprache über aktuelle Entwicklungen mit den Personen, die als Vertretung festgelegt sind. Und ermöglichen Sie ihnen den Zugang zu Ihren analogen und digitalen Betreuungsordnern.

Außerdem ist eine Übergabe hilfreich, wenn Sie beispielsweise planmäßig für längere Zeit in Urlaub fahren. Besprechen Sie die Lage und ob beziehungsweise wann bestimmte Behandlungen, Anträge oder Ähnliches anstehen. Das hilft Ihrer Vertretung, und Sie können sicherer sein, dass alles zu Ihrer Zufriedenheit erledigt wird. Ein Tipp: Bewahren Sie alle Quittungen für Ausgaben für die betreute Person auf und bitten Sie Ihre Vertretung, das ebenfalls zu tun.

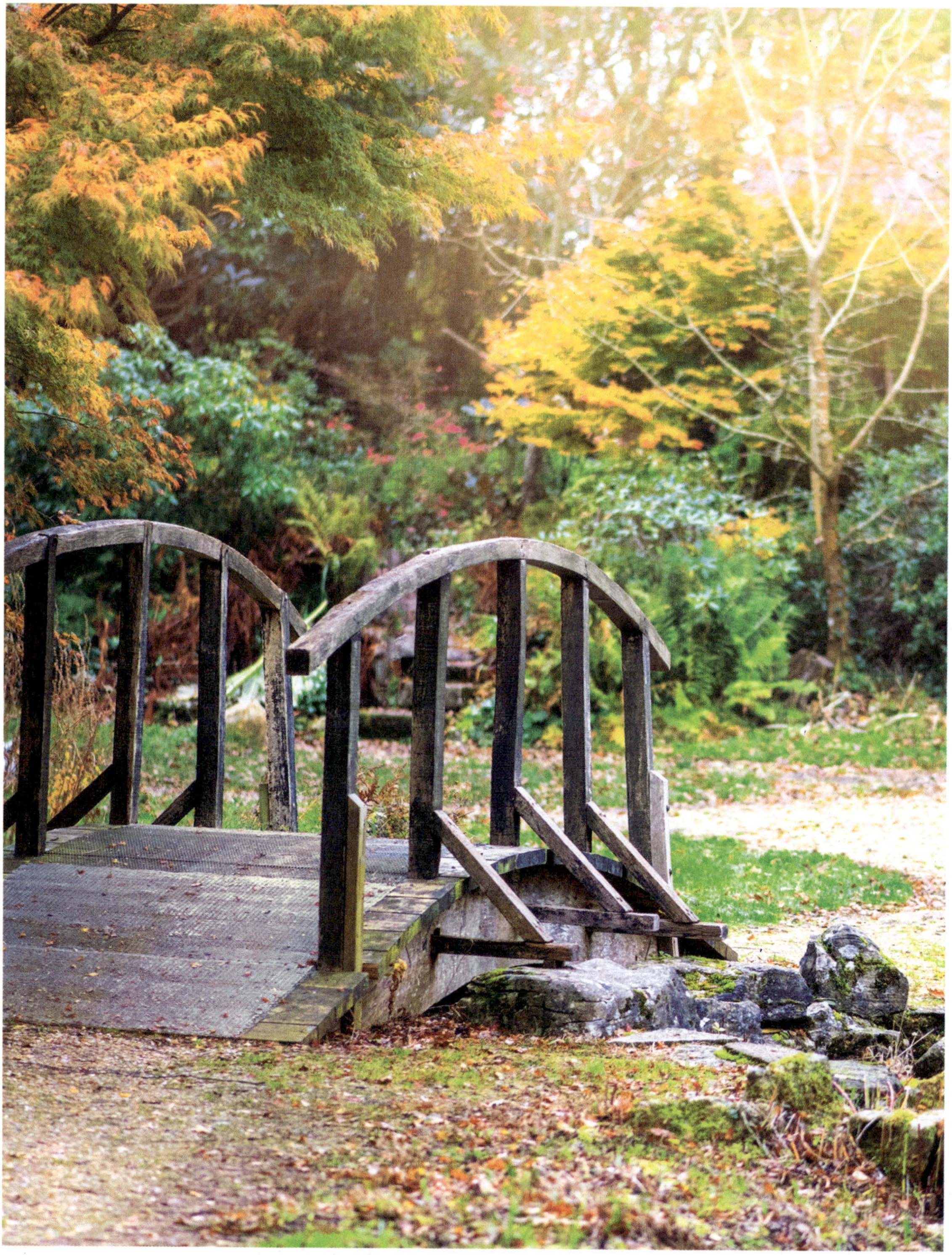

Probleme lösen

Im Verlauf einer Betreuung kann es zu Schwierigkeiten kommen. Die häufigsten sind eine Verhinderung der Betreuungsperson, unterschiedliche Einschätzungen zum Einwilligungsvorbehalt sowie der Umzug ins Heim.

Wenn die Betreuung eingerichtet ist, müssen alle Betroffenen sich neu orientieren. In den ersten Monaten gibt es für Betreuende viel Papierkram zu erledigen, und sie müssen sich vermutlich erst mal in die neue Rolle einfinden. Auch für den betreuten Menschen ist es vielleicht zunächst ungewohnt, dass bestimmte Dinge nun für ihn erledigt werden. Viele Betreute finden das nach kurzer Eingewöhnung aber sehr angenehm. Andere brauchen ein bisschen Zeit, um sich gut und sicher damit zu fühlen, einen Teil der Kontrolle abzugeben.

Wenn Sie eine Betreuung übernehmen, kennen Sie nach einer Weile die wichtigsten Ansprechpartner, haben eine Routine entwickelt, wie oft Sie einander sehen wollen und wie Sie Details zur Betreuung am besten besprechen können. Manchmal kommt es aber auch zu Problemen. Aus Gesprächen mit Betreuerinnen und aus Gerichtsurteilen wissen wir, dass bestimmte Knackpunkte vermehrt auftreten. Diese typischen Probleme stellen wir in diesem Kapitel anhand konkreter Beispielfälle vor und zeigen Lösungsmöglichkeiten auf.

Vertretung kurzfristig finden

Manchmal fällt der Betreuer oder die Betreuerin plötzlich aus, etwa wegen eines Unfalls oder einer Krankheit. Problematisch wird das, wenn es keine gute Ersatzregelung gibt.

Stellen Sie sich vor, Sie haben die Betreuung für Ihre Mutter übernommen. Der Alltag läuft, Sie haben ein gutes Verhältnis zueinander und eine erprobte Routine. Bald steht eine länger geplante Operation an: Ihre Mutter hat grauen Star, und es soll zunächst das eine, später das andere Auge operiert werden, damit sie endlich wieder besser sehen kann. Die Details sind besprochen, und Ihre Mutter ist in der Lage, wirksam der Operation zuzustimmen.

Doch wenige Tage vor der geplanten Operation fallen Sie beim Fensterputzen von der Leiter. Sie brechen sich einen Arm und erleiden eine starke Gehirnerschütterung. Die Lage ist nicht lebensbedrohlich, aber Sie können sich erst mal nicht mehr um die Belange Ihrer Mutter kümmern.

Diese ist deshalb in heller Aufregung. Sie kann nicht allein zur Operation fahren und sich vor allem nicht um die Abrechnung mit der Krankenkasse und um den Alltag an den ersten Tagen nach der OP kümmern. Nun ist die Frage: Was tun?

Best-Case-Szenario

Im besten Fall gibt es einen Ersatzbetreuer oder eine -betreuerin, den oder die das Gericht frühzeitig festgelegt hat für den Fall, dass Sie mal verhindert sind. Dann kann diese Person einspringen und eigenständig mithilfe der gut sortierten Unterlagen die rechtliche Betreuung für Ihre Mutter übernehmen. Dafür sollten Sie rechtzeitig und regelmäßig absprechen, wie der aktuelle Stand ist und wo sich die wichtigen Unterlagen befinden. Ihre Vertretung muss auch faktisch Zugang dazu haben, also etwa einen Ersatzschlüssel für Ihre Wohnung.

Idealerweise sollte Ihr Ersatz ebenfalls eine Vertrauensperson für Ihre Mutter sein. Dann kann die Vertretung nämlich nicht nur die rechtliche Organisation weiterführen, sondern auch Ihre Mutter emotional beruhigen, denn sie wird sich vermutlich Sorgen um Sie machen.

Wenn alles so läuft: Wunderbar! Manchmal gibt es aber an irgendeiner Stelle der Kette eine Lücke. Dann bestehen im Notfall folgende Optionen:

Probleme mit den Unterlagen

Gehen wir davon aus, dass es einen Ersatzbetreuer gibt, Ihren Bruder. In Bezug auf die Betreuungsunterlagen kann es vor allem zu zwei Problemen kommen:

- Er hat keinen Zugang.
- Er findet sich in den Unterlagen nicht zurecht.

Problem 1 lässt sich häufig schnell lösen. Ihr Bruder oder eine andere Person Ihres Vertrauens kann sich Ihren Schlüssel aus der Klinik holen, den entsprechenden Ordner besorgen und den Schlüssel zurückbringen.

Gut ist es, wenn Sie auch einen digitalen Betreuungsordner führen und diesen entweder regelmäßig auf einem USB-Stick sichern, der dann bei Bedarf leicht weitergegeben werden kann, oder eine automatische Sicherung in einer datenschutzrechtlich guten Cloud einrichten. Dann können Sie dem Ersatzbetreuer auch aus der Ferne Zugang gestatten. Immer vorausgesetzt, Sie sind dazu gesundheitlich in der Lage.

Bei Problem 2 müsste Ihr Bruder Sie um eine kurze Einführung bitten oder sich an einen Betreuungsverein wenden. Idealerweise haben Sie schon mit einem Verein zusammengearbeitet und diesen auch vorne auf dem Stammdatenblatt notiert, sodass Ihr Bruder sich dorthin wenden kann.

Falls das alles nicht hilft, müsste Ihr Bruder erneut beim zuständigen Betreuungsgericht um Unterstützung bitten. Das ist im Zweifelsfall immer möglich. Eine Bearbeitung kann aber deutlich länger dauern als die unkomplizierte Hilfe eines Vereins.

Keine Vertretung in Sicht

Wenn es keine Ersatzbetreuungsperson gibt oder die Vertretung unglücklicherweise ebenfalls verhindert ist, wird der Aufwand größer. Dann muss das zuständige Gericht zunächst informiert werden:

- von Ihrer Mutter,
- von Ihnen oder
- durch eine dritte Person, die von der misslichen Lage erfahren hat.

Falls es eine Person aus dem näheren Umfeld gibt, die spontan bereit wäre, als Vertretung einzuspringen, sollte das Gericht das ebenfalls erfahren. Falls es niemanden gibt, aber eine Ersatzbetreuung nötig ist, muss das Gericht jemanden suchen. Das kann aber einige Wochen dauern, was die betroffenen Familien häufig vor Probleme stellt.

Unsere Tipps, um vorzubeugen: Lassen Sie möglichst frühzeitig einen Ersatzbetreuer oder eine Ersatzbetreuerin vom Gericht ernennen, um im Notfall eine verlässliche Lösung parat zu haben. Führen Sie Ihre Unterlagen sorgfältig und übersichtlich. Geben Sie Ihrer Vertretung Zugriff auf alle Unterlagen – ob in Papierform oder digital.

Übergabe gut organisieren

Es kann verschiedene Gründe haben, dass Betreuende – spontan oder geplant – ihre Arbeit beenden. Idealerweise gelingt dann eine gute Übergabe.

Eine rechtliche Betreuung zu führen ist anstrengend. Nicht immer kann man diese Aufgabe erledigen, bis die betreute Person sie nicht mehr braucht. Ein typischer Fall wäre folgender.

Beispiel: Holger und Andrea sind Eltern einer geistig behinderten Tochter, Ina. Als diese volljährig wurde, durften die Eltern nach deutschem Recht nicht mehr als Vormunde agieren, sondern mussten offiziell eine rechtliche Betreuung anregen. Wie üblich hat das Gericht dem Antrag der Eltern entsprochen und sie zu gemeinsamen Betreuern für Ina bestimmt. Sie kennen ihre Bedürfnisse, Wünsche und ihre Art, sich zu äußern, und handeln nach ihrem Wohl. Holger und Andrea werden aber ebenfalls älter und wissen nicht, wie lange sie die Betreuung noch leisten können. Ihnen ist klar: Früher oder später müssen sie eine andere Betreuungsperson für Ina finden.

Geistige Behinderungen sind heute oft besser behandelbar als früher, und es gibt auch deutlich bessere Unterstützung für Betroffene im Alltag. Insbesondere Menschen mit einer nur leichten geistigen Einschränkung leben oft lange. Sie bauen sich ein eigenes Leben auf und brauchen nur in manchen Bereichen rechtliche Unterstützung, etwa bei Finanzen oder Gesundheit.

Wenn Eltern diese Arbeit jahrzehntelang machen, fällt es ihnen verständlicherweise schwer, sie abzugeben. Daher versuchen viele, die Aufgaben noch so lange zu übernehmen, wie es irgendwie geht.

Parallelbetreuung nutzen

Aber das kann schiefgehen. Sinnvoller ist eine Parallelbetreuung. Holger und Andrea könnten sich eine Zeit lang die Betreuung mit einem gesunden erwachsenen Kind, einer Freundin der Familie, einer (noch) fremden ehrenamtlichen oder beruflichen Betreuungsperson teilen. Dieser können sie alles zeigen und vermitteln, was wichtig ist. So gestalten sie einen guten Übergang, damit eine andere Betreuungsperson später ganz übernehmen kann. Eine solche Einarbeitung ist im Übrigen auch für den Nachfolger oder die Nachfolgerin angenehmer.

Wenn die Eltern das nicht tun und selbst eine Pflegebedürftigkeit entwickeln oder womöglich einen Unfall haben, dann besteht die Gefahr, dass sie von heute auf morgen als Betreuende ausfallen. Mitunter passiert dann genau das, was sie immer verhindern wollten: dass jemand Fremdes sich plötzlich um die Belange des erwachsenen Kindes kümmern muss.

Rechtzeitig informieren

Damit das nicht passiert, sollten Betroffene sich frühzeitig informieren, welche Möglichkeiten einer parallelen Betreuung und lang gezogenen Übergabe es gibt. Das betrifft nicht nur Eltern wie Holger und Andrea, sondern beispielsweise auch Personen, die eine rechtliche Betreuung für den Partner oder die Partnerin übernommen haben, oder erwachsene Kinder, denen aus familiären, gesundheitlichen oder sonstigen Gründen die Betreuung zu viel wird.

Egal aus welchen Gründen: Sobald Sie den Eindruck haben, dass die rechtliche Betreuung Sie belastet oder Sie der betreuten Person nicht (mehr) gerecht werden, wenden Sie sich am besten an einen Betreuungsverein und fragen dort um Rat. Die Beratung fällt unter die Schweigepflicht und hat keine rechtlichen Auswirkungen.

Sprechen Sie außerdem nach Möglichkeit mit der betreuten Person. Welche Alternativen kann sie sich vorstellen? Hat sie eine Idee, wer die Betreuung übernehmen könnte? Gibt es für alle eine gute Lösung?

Wenn Sie Ideen entwickelt haben und der Verein Ihnen rät, die Betreuung langfristig abzugeben, dann können Sie beim Gericht nachfragen, welche Möglichkeiten der Übergabe es gibt. Machen Sie deutlich, was Sie sich wünschen:

- Wollen Sie nur einen Teil der Betreuung abgeben, etwa einen Aufgabenkreis?
- Hat die betreute Person Wünsche, die Sie nicht erfüllen können oder wollen, und halten Sie deshalb eine andere Betreuungsperson für eine bessere, weil friedlichere Lösung?
- Ist es möglich, im Zuge einer langsamen Übergabe für mehrere Monate mit der nächsten Betreuungsperson zusammenzuarbeiten, bis alles gut läuft?

Vieles ist möglich. Das Gericht ist an die Wünsche der betreuten Person gebunden. Wenn Sie zusammen eine gute Übergabe organisieren wollen, dann wird sich kein Richter und keine Richterin weigern.

Unsere Tipps für eine gute Übergabe: Achten Sie auf sich und holen Sie sich Rat, wenn Sie sich überlastet fühlen oder Ihnen Informationen fehlen. Melden Sie frühzeitig beim Gericht an, dass Sie einen Teil oder alle Aufgaben der Betreuung abgeben wollen. Koordinieren Sie gemeinsam mit der betreuten Person einen guten Übergang.

Schädigende Geschäfte verhindern

Wenn Betreute Geschäfte zu ihrem Nachteil abschließen, kann ein Einwilligungsvorbehalt angeregt werden. Ist dieser nicht mehr nötig, hebt das Gericht ihn wieder auf.

Es gibt viele Menschen, die Geschäfte zu ihrem Nachteil abschließen. Ein simples Beispiel wäre der Kauf eines teuren Laptops auf Raten, den man sich eigentlich nicht leisten kann. Üblicherweise kann einen niemand von solchen Fehlentscheidungen abhalten. Wer ungünstig entscheidet, muss mit den Konsequenzen leben.

Bei Betreuten ist das mitunter anders. Hier haben Betreuende das Recht und die Pflicht, darauf zu achten, dass die Betroffenen sich nicht selbst schädigen. Auch nicht finanziell. Zwar bleiben Betreute grundsätzlich geschäftsfähig – die rechtliche Betreuung hat also zunächst keine Auswirkungen darauf, Kauf- und sonstige Verträge abzuschließen. Doch wenn bestimmte Bedingungen vorliegen, kann das Gericht die Geschäftsfähigkeit vorübergehend oder dauerhaft einschränken. Das geschieht immer zum Schutz der Betreuten, nie als Erziehungsmaßnahme (Details dazu auf S. 52).

Einwilligungsvorbehalt einrichten

Wenn Sie den Eindruck haben, dass die Person, die Sie betreuen, regelmäßig Geschäfte zu ihrem Nachteil abschließt, können Sie sich ans Betreuungsgericht wenden, die Lage schildern und um die Einrichtung eines Einwilligungsvorbehalts bitten. Das Gericht prüft dann Ihren Antrag.

Damit es den Vorbehalt einrichtet, müssen Sie für den betroffenen Aufgabenkreis, meistens die Vermögenssorge, zuständig sein, und das Gericht muss „erhebliche Gefahr“ für die betroffene Person oder ihr Vermögen sehen. Außerdem muss es einen gesundheitlichen Grund geben – etwa eine psychische Erkrankung, die Folgen eines Unfalls oder eine geistige Behinderung –, aufgrund dessen die betreute Person ihren Willen nicht frei bestimmen kann.

Beispiel: Fatma ist alleinerziehende Mutter eines zweijährigen Kindes und ist bisher gut mit ihren geringen Einnahmen klargekommen. Doch vor Kurzem wurde sie von einem Auto angefahren und hat ein Schädel-Hirn-Trauma erlitten. Nun hat sie Schwierigkeiten, ihren Alltag zu bewältigen, sodass ihr Bruder die rechtliche Betreuung für sie übernommen hat. Eine weitere Folge des Unfalls: Fatma leidet unter Gedächtnislücken und Konzentrationsstörungen. Bereits mehrfach hat sie einen Großteil ihres Einkommens zu Beginn des Monats für Kleidung ausgegeben, sodass in der zweiten Hälfte des Monats nicht mehr genug Geld für alltägliche Einkäufe übrig war. Fatmas Bruder beantragt deshalb einen Einwilligungsvorbehalt.

Im genannten Beispiel wird deutlich, dass Fatma und ihr Kind ohne den Einwilligungsvorbehalt in konkreter Gefahr wären. Daher ist die Einrichtung in ihrem Interesse. Dieser Vorbehalt muss grundsätzlich so knapp wie möglich bemessen sein, also nur die wirklich notwendigen Bereiche betreffen, und er kann zeitlich enger begrenzt werden als die Betreuung. Besteht ein Einwilligungsvorbehalt für den Bereich Vermögenssorge, ist ein Kauf oder Vertrag, den Fatma abschließt, erst dann wirksam, wenn ihr Bruder als Betreuer zustimmt.

Wann der Vorbehalt unnötig wird

Ein Einwilligungsvorbehalt muss wieder aufgehoben werden, wenn er nicht mehr nötig ist. In unserem Beispiel könnte das der Fall sein, wenn sich Fatmas Gehirn von den Folgen des Schädel-Hirn-Traumas erholt. Sobald Fatma sich wieder besser konzentrieren und ihre finanziellen Möglichkeiten sinnvoll einschätzen kann, muss ihr Bruder das dem Gericht mitteilen, damit es den Einwilligungsvorbehalt aufhebt. Dann kann Fatma wieder selbst entscheiden, und der Vorbehalt gilt nicht mehr.

Falls der Bruder das nicht tun sollte, können auch Unbeteiligte Hinweise an das Gericht geben. Und selbstverständlich kann Fatma selbst jederzeit um eine Überprüfung bitten. Das ist formlos möglich. Das Gericht muss diesen Hinweisen und Bitten nachgehen und sich einen eigenen, aktuellen Eindruck verschaffen.

Unsere Tipps zum Einwilligungsvorbehalt: Versuchen Sie, gemeinsam mit der betreuten Person alle Möglichkeiten auszureizen, damit diese weder sich noch andere schädigt. Wenn Sie einen Vorbehalt für nötig halten, schildern Sie dem Gericht die Gründe so detailliert wie möglich. Versuchen Sie, dabei sehr sachlich zu bleiben und Ihre Gefühle außen vor zu lassen. Falls die Lage Ihnen zusetzt und ein Vorbehalt abgelehnt wird, denken Sie darüber nach, die Betreuung im Bereich Finanzen abzugeben, um sich selbst zu schützen.

Kein Vorbehalt möglich
Wer ohne gesundheitliche Einschränkung einfach viel Geld für Dinge ausgibt, die nur die Verwandten für unvernünftig und sinnlos halten, darf nicht beschränkt werden, sofern er sich die Anschaffungen leisten kann. Denn weder Unbeteiligte noch der Staat dürfen einem Menschen ein (vermeintlich) vernünftigeres oder besseres Verhalten aufzwingen.

Es wird auch dann kein Einwilligungsvorbehalt eingerichtet, wenn es andere Möglichkeiten gibt, das Verhalten der betreuten Person zu steuern oder die Konsequenzen daraus abzumildern. Diese müssen Sie grundsätzlich voll ausschöpfen. Eine Variante wäre, dass Sie gemeinsam einen Haushaltsplan erstellen und die betreute Person einwilligt, nur das von Ihnen bereitgelegte Haushaltsgeld auszugeben.

Umzug ins Heim koordinieren

Eine Haushaltsauflösung und ein Umzug in ein Pflegeheim bedeuten ein Höchstmaß an organisatorischer und emotionaler Arbeit. Gute Vorbereitung ist das A und O.

Wenn eine rechtliche Betreuung eingerichtet wird, braucht die betroffene Person grundsätzlich Hilfe bei der Organisation ihres Lebens. Früher oder später kann sich die Lage so entwickeln, dass das eigenständige Leben in einer Wohnung oder einem Haus nicht mehr funktioniert. Dann ist meist ein Umzug in ein Pflegeheim oder eine andere Einrichtung mit pflegerischer Versorgung die einzige Option.

Es ist die Aufgabe des Betreuers oder der Betreuerin, die Lage im Blick zu behalten und, sobald es nötig wird, das Gespräch mit der betreuten Person über das weitere Vorgehen zu suchen. Falls Sie unsicher sind, ob ein Pflegeheim die richtige Wahl ist, ziehen Sie ein Probewohnen dort in Erwägung. Ab Pflegegrad 2 können Betroffene im Rahmen der Kurzzeitpflege für bis zu acht Wochen im Jahr vorübergehend in ein Heim ziehen. Danach haben Sie alle eine bessere Vorstellung, wie ein Leben dort aussehen würde. Wenn Sie sich einig sind, dass ein Umzug in eine Einrichtung die beste Entscheidung wäre, können Sie gemeinsam anfangen, die Details zu planen.

Wichtig zu wissen ist, dass die betreute Person für den Umzug sowie alle damit verbundenen Kosten aufkommen muss. Manchmal ist es also auch eine Geldfrage, ob und wann ein Umzug realistisch ist. Falls Sie den Eindruck haben, dass ein Umzug sinnvoll wäre, die betreute Person auch umziehen möchte, aber die finanziellen Mittel das nicht hergeben, fühlen Sie sich vielleicht in einer Zwickmühle: Einerseits ist es Ihre Aufgabe, das Leben dieses Menschen bestmöglich und nach seinem Wunsch zu gestalten, andererseits wollen Sie das nicht mit Ihrem eigenen Geld ermöglichen. Letzteres müssen Sie auch nicht. Es lohnt sich, in einer solchen Situation Rücksprache mit einem Betreuungsverein, mit der Betreuungsbehörde und eventuell zusätzlich dem örtlichen Sozialamt zu halten, um gemeinsam zu überlegen, wie ein Umzug doch ermöglicht werden könnte.

Vorüberlegungen

Zunächst ist es sinnvoll, wenn Sie mit allen Beteiligten zusammen überlegen, welche Wohnform mit Pflege infrage kommt. Neben dem klassischen Pflegeheim gibt es mittlerweile viele weitere Optionen. Die wichtigsten sind:

- **Pflege-WG.** Jeder Bewohner und jede Bewohnerin hat ein eigenes Zimmer. Die Bäder, eine Küche und Gemeinschaftsräume werden geteilt, Mahlzeiten gemeinsam oder von Angehörigen oder von einem Dienst zubereitet. Putz-, Wäsche- und Hauswirtschaftsarbeiten werden wahlweise von Angehörigen oder bezahlten Haushaltskräften erledigt. Ein Pflegedienst leistet so viel ambulante Pflege wie nötig. Bei Bedarf sind 24-Stunden-Präsenzkräfte vor Ort, die Tag und Nacht Hilfe leisten können. Typisches Beispiel: Demenz-WG.
- **Wohnen mit Service.** Manchmal auch „betreutes Wohnen" genannt. Die Bewohnerinnen und Bewohner haben jeweils eine eigene Wohnung und können Pflegeleistungen und Unterstützung im Alltag nach Bedarf zubuchen. Die Verträge sind ebenso wie bei Pflege-WGs getrennt, es ist eine ambulante Wohnform. Häufig sind die Wohnungen aber auf dem gleichen Gelände wie ein Pflegeheim, sodass ein Umzug in die stationäre Wohnform nebenan auf Wunsch unkompliziert möglich ist.
- **Stationäre Hausgemeinschaft.** Eine Art Mischung aus WG und Pflegeheim. Jeder Bewohner und jede Bewohnerin hat ein eigenes Zimmer mit Bad, und es gibt fest angestellte Pflege- und Hilfskräfte. Miet- und Pflegevertrag gibt es nur zusammen, sodass dies als stationäre Wohn- und Versorgungsform gilt. Es gibt keine festen Gruppenmahlzeiten wie im Heim, sondern jeder kann sich nach seinen Wünschen beim Kochen, Tischdecken etc. einbringen und seinen Tag relativ individuell gestalten.

Überlegen Sie nicht nur theoretisch, sondern lassen Sie sich am besten auch von ei-

Sehr geehrte Damen und Herren,

ich wurde in der Betreuungsangelegenheit mit dem Aktenzeichen ______________________ als Betreuer/Betreuerin für

____ *(Name der betreuten Person)*

u. a. mit dem Aufgabenkreis „Vermögenssorge“ bestellt.

Die betreute Person wird voraussichtlich am __________________ *(Datum)* in das Pflegeheim/die Pflege-WG/die betreute Wohnanlage

____

(Name und Adresse)

einziehen. Ein Verbleib/Eine Rückkehr in die bisherige Wohnung/das Haus ist nicht möglich, weil

____

____

Aus diesem Grund rege ich an, die Betreuung um den Aufgabenkreis „Wohnungsangelegenheiten“ zu erweitern. Gleichzeitig beantrage ich, nach Erweiterung des Aufgabenkreises die betreuungsgerichtliche Genehmigung zur Kündigung des Mietverhältnisses und zur Auflösung des Haushalts der betreuten Person in

____

(Adresse)

zu erteilen. Vermieter ist ____________________________ *(Name der Person oder Gesellschaft)*. Die Kündigungsfrist beträgt drei Monate.

Der vorbereitete Mietvertrag für den neuen Wohnort liegt zur Genehmigung bei. Die betreute Person ________________________ ist mit dem Wohnungswechsel einverstanden/kann ihre Lage nicht mehr realistisch einschätzen/kann sich nicht mehr ausreichend äußern.

Mit freundlichen Grüßen

____

(Datum, Unterschrift)

nem Pflegestützpunkt beraten, welche Angebote es in der Nähe gibt und was diese ungefähr kosten. Pflege-WGs können mit einem monatlichen Eigenanteil von weniger als 1000 Euro inklusive Haushaltsgeld vergleichsweise günstig sein. Stationäre Hausgemeinschaften sind mit durchschnittlich 2000 Euro Eigenanteil ähnlich teuer wie klassische Heime. Für Seniorenresidenzen – die Sterne-Variante von Pflegeheimen, oft mit eigenem Schwimmbad, Theater, Park und Restaurants – sind schnell mehrere Tausend Euro Eigenanteil pro Monat fällig.

Treffen Sie je nach eigenem Geschmack, den finanziellen Möglichkeiten und den Gegebenheiten vor Ort eine erste Auswahl und verschaffen Sie sich im Anschluss einen persönlichen Eindruck in den Wunscheinrichtungen.

Genehmigung vom Gericht

Wenn Sie zusammen entschieden haben, dass ein Umzug erfolgen soll und wohin, und wenn Sie deshalb die aktuell gemietete Wohnung kündigen oder Wohneigentum verkaufen wollen, müssen Sie dafür einen Antrag beim Gericht stellen. Der Aufgabenkreis „Wohnungsangelegenheiten" ist Voraussetzung, reicht aber nicht. Sie brauchen eine explizite Erlaubnis für Kündigung oder Verkauf. Auch wenn der Haushalt reduziert oder aufgelöst werden soll, benötigen Sie eine Genehmigung des Betreuungsgerichts. Sie müssen die Erlaubnis unbedingt vor der Kündigung oder der Beauftragung eines Umzugsunternehmens einholen. Das könnte so aussehen wie im Musterbrief links.

Es kann auch nötig sein, den Umzug in eine kleinere und barrierefreie Wohnung zu organisieren, etwa weil die Betroffenen nicht mehr die Treppe hochkommen, sich die Wohnung nicht mehr leisten können oder diese sich in einem gesundheitsgefährdenden Zustand befindet, etwa durch Schimmel. Das Prozedere ist identisch: Das Gericht muss die Kündigung oder den Ver-

Gut zu wissen

Wenn die betreute Person nicht zustimmen kann, beispielsweise weil sie im Koma liegt oder aufgrund einer Behinderung oder Erkrankung ihre Lage nicht realistisch einschätzen kann, dann müssen Sie eine Wohnform auswählen, die möglichst gut zu ihr passt. Machen Sie sich nach Möglichkeit selbst ein Bild davon, wie der Lebensalltag in den Heimen/WGs/Hausgemeinschaften ist, die infrage kommen. Unterhalten Sie sich mit Angehörigen dortiger Bewohnerinnen und Bewohner und testen Sie, wenn möglich, auch einmal das Essen. Wenn Sie die betreute Person recht häufig besuchen werden, achten Sie auf Fahrtwege und -zeiten.

kauf des alten Zuhauses genehmigen, Sie müssen dafür die Gründe für die Entscheidung darlegen.

Zeitplan erstellen

Sie haben erste Überlegungen getroffen und die Genehmigung vom Gericht erhalten? Dann können Sie einen Zeitplan aufstellen. Planen Sie ausreichend Puffer ein.

Sobald Sie die aktuelle Wohnung kündigen, haben Sie in der Regel drei Monate Zeit, sie zu räumen. Klären Sie frühzeitig, ob Sie renovieren müssen. Falls die betreute Person in der Wohnung geraucht hat, ist meist ein mehrmaliger Anstrich oder eine neue Tapete fällig. Wenn das Parkett arg mitgenommen ist, muss es eventuell abgeschliffen und neu lackiert werden. All das kostet Zeit, die Sie einplanen sollten. Wenn Sie die Arbeiten nicht selbst erledigen, holen Sie mindestens zwei Kostenvoranschläge von professionellen Malereibetrieben ein. Bedenken Sie, dass diese oft schon einige Zeit im Voraus ausgebucht sind.

Außerdem sollten Sie frühzeitig Kontakt mit näheren Verwandten, Freunden und Nachbarn aufnehmen. Wenn ein Mensch in ein Heim oder eine andere Wohnform mit Pflege umzieht, kann er meist nur Teile des bisherigen Hausstands mitnehmen. Zwar dürfen Sie als Betreuungsperson niemandem etwas vom Hausstand der betreuten Person schenken, eine „Leihgabe gegen Quittung“ ist aber erlaubt. So können etwa Pflanzen, Möbelstücke, Bilder, Bücher und Geschirr häufig noch neue Besitzerinnen und Besitzer erfreuen. Ob diese die Sachen final behalten dürfen, müssen später die Erben entscheiden.

Das Spenden von gebrauchten Möbeln oder Kleidung an gemeinnützige Stellen fällt als „Sittlichkeitsschenkung“ übrigens nicht unter das Schenkungsverbot. Das dürfen Sie also – am besten in Absprache mit den engeren Angehörigen – genauso wie die Entsorgung von nicht mehr verwendbaren Dingen eigenmächtig entscheiden und erledigen.

Wenn Sie eine Person mit Demenz oder einer psychischen Störung betreuen, bedenken Sie, dass diese Betroffenen häufig Dinge verstecken. Bevor Sie also die alte Matratze oder den Inhalt einer Schublade in einem Schwung entsorgen, schauen Sie noch mal nach Wertgegenständen. Die (Nach-)Kriegsgeneration versteckt auch gerne Wertvolles zwischen den Konserven, unter Einlegesohlen, im Kühlschrank, hinter Fliesen oder in defekter Isolierung.

Vor dem Umzug

In den Wochen vor dem eigentlichen Umzug in ein Pflegeheim stehen viele organisatorische Aufgaben an. Die folgende Aufzählung soll Ihnen dabei helfen, einen Plan zu erstellen und den Überblick zu behalten. Die Punkte sind chronologisch sortiert.
Sie sollten:

- frühzeitig klären, ob und welche Kosten übernommen werden können, etwa durch das Sozialamt – am besten noch vor irgendeiner Unterschrift.
- einen Umzugstag festlegen, nach Möglichkeit in Absprache mit der betreuten Person.
- Verträge mit Versorgungsunternehmen (Strom und Heizung) zum Stichtag kündigen. Der Vertrag für Telefon und Internet kann gegebenenfalls mitgenommen werden. Klären Sie mit dem Heim, was nötig und möglich ist.
- den Mietvertrag kündigen und die Abrechnung der Kaution besprechen.
- klären, ob und welche Schönheitsreparaturen zu erledigen sind und wann die Wohnung übergeben wird. Fordern Sie eine schriftliche Bestätigung über alle Absprachen vom Vermieter ein.
- gegebenenfalls Kostenvoranschläge für Schönheitsreparaturen einholen.
- einen Malereibetrieb und/oder weitere Handwerksunternehmen rechtzeitig beauftragen.
- Abonnements und Versicherungen auf eine weitere Notwendigkeit prüfen und gegebenenfalls kündigen. Denken Sie auch an Pflegedienst, Essen auf Rädern, Hausnotruf etc.
- klären, welche Möbel und persönlichen Gegenstände mitgenommen werden, welche verschenkt, verkauft, entsorgt werden müssen. Beachten Sie dabei die Regeln zu Schenkungen.
- einen Container besorgen.
- falls es wertvolle Kunst oder Ähnliches gibt: das Gericht fragen, was zu tun ist.
- ein Umzugsunternehmen beauftragen.
- das Einpacken aller persönlichen Sachen koordinieren. Besorgen Sie bei Bedarf rechtzeitig neue Umzugskartons.
- besprechen, wie die betreute Person ins neue Zuhause kommt. Organisieren Sie bei Bedarf frühzeitig einen Krankentransport und klären Sie die Finanzierung mit der Krankenversicherung.
- mit dem Heim festlegen, welche neuen Aufgaben auf Sie als Betreuungsperson zukommen.
- mit der Heimleitung und eventuell weiteren Pflegekräften klären, wofür Sie als Betreuungsperson zuständig sind (und wofür nicht).
- ein Taschengeldkonto einrichten.
- einen Nachsendeauftrag zur neuen Adresse bei der Post einrichten und bezahlen.
- gegebenenfalls neue Leistungen bei der Pflegekasse/beim Sozialamt/bei der Wohngeldbehörde zum Stichtag beantragen.

Nach dem Umzug

Wenn der Umzug erfolgreich bewältigt ist, müssen Sie als Betreuungsperson noch einiges an Nachsorge erledigen. Folgendes ist üblicherweise zu tun:

- Melden Sie die betreute Person bei der Meldebehörde um und lassen Sie deren Personalausweis aktualisieren.
- Teilen Sie den Wohnortwechsel mit bei: Betreuungsgericht, Banken, Versicherungen, Behörden, eventuell Verwandten, Freunden, Nachbarn.
- Bezahlen Sie das Umzugsunternehmen. Wenn möglich, lassen Sie sich Teilkosten erstatten. Falls etwas zu Bruch gegangen ist, klären Sie, ob und welche Versicherung dafür aufkommt. Fotos sind hilfreich.
- Bezahlen Sie die Renovierung.
- Geben Sie alle Schlüssel an den Vermieter zurück. Halten Sie die Wohnungsabnahme schriftlich fest inklusive Zählerständen von Strom, Wasser, Heizung. Hierfür gibt es Vordrucke im Internet. Schicken Sie anschließend die nötigen Nachweise ans Betreuungsgericht.
- Widerrufen Sie die Daueraufträge und Einzugsermächtigungen für nicht mehr benötigte Zahlungen.
- Richten Sie Aufträge und Ermächtigungen bei der Bank ein, die nun nötig sind.
- Beantragen Sie eine Rundfunkgebührenbefreiung, wenn möglich.

Individuell können vor, während oder nach dem Umzug ins Pflegeheim noch weitere Aufgaben anfallen. Insbesondere wenn Sie mit der betreuten Person eng verwandt sind, kommen noch viele klassische Umzugsarbeiten auf Sie zu.

Suchen Sie sich rechtzeitig konkrete Unterstützung für Umzugsarbeiten.

Nutzen Sie bei der Bewältigung unbedingt Ihr Netzwerk. Bitten Sie Angehörige, Freunde und Nachbarn um konkrete Hilfe, etwa beim Aussortieren, Kistenpacken und Entsorgen. Begutachten Sie auch rechtzeitig Kellerräume und Dachboden. Obwohl man es theoretisch weiß, ist es doch immer wieder erstaunlich, welche Mengen an Kleinkram sich dort noch verbergen. Mit ausreichend Puffer und vielen helfenden Händen sollte alles zu bewältigen sein.

▶ Bei der grundsätzlichen Zeitplanung eines Umzug kann Ihnen auch ein Pflegestützpunkt helfen. Passende Ansprechpersonen in Ihrer Nähe finden Sie in der Datenbank des Zentrums für Qualität in der Pflege unter zqp.de/beratung-pflege.

Letzte Dinge erledigen

Eine rechtliche Betreuung endet, wenn die betroffene Person stirbt. Manches dürfen und müssen Sie aber noch klären.

Mit dem Tod der betreuten Person endet Ihr Auftrag als Betreuer oder Betreuerin. Eine Aufhebung durch das Gericht ist nur bei einem Betreuerwechsel nötig. Sobald Sie vom Tod der betreuten Person erfahren, sollten Sie das zuständige Betreuungsgericht informieren und sich beim örtlichen Standesamt eine Sterbeurkunde beschaffen.

Danach haben Betreuende noch das Recht und die Pflicht zur sogenannten Notgeschäftsführung. Das heißt, Sie dürfen alles erledigen, was bisher zu Ihren Aufgaben gehörte und keinen Aufschub duldet. Außerdem müssen Sie einen Schlussbericht fürs Betreuungsgericht erstellen.

Notgeschäftsführung

Die Notgeschäftsführung umfasst verschiedene Rechte und Pflichten. Zunächst müssen Sie einige Personen und Institutionen über den Tod der von Ihnen betreuten Person informieren. Dazu gehören:

- die engeren Angehörigen,
- das Standesamt und
- die Rentenversicherung sowie eventuell
- das Pflegeheim,
- das Sozialamt und
- die Unfallversicherung.

Außerdem dürfen und müssen Sie beispielsweise Haustiere versorgen und sich um Haus oder Wohnung kümmern, damit diese(s) etwa im Winter nicht auskühlt. Auch fällige Rechnungen dürfen Sie noch begleichen.

Was nicht zu Ihren Aufgaben gehört, ist die Organisation der Bestattung oder die Vollstreckung des Testaments. Dafür sind die Erben beziehungsweise das Nachlassgericht zuständig. Wenn es einen Bestattungsvorsorgevertrag oder andere schriftliche Wünsche der verstorbenen Person zum Thema Bestattung gibt, sollten Sie die Erben darauf hinweisen und die entsprechenden Dokumente zügig aushändigen.

In eine Organspende dürfen Sie nicht einwilligen, selbst wenn Sie bis zum Tod der betreuten Person den Aufgabenkreis „Gesundheitssorge" geregelt haben. Sofern ein gültiger Organspendeausweis vorliegt oder eine entsprechende Erlaubnis in einer Patientenverfügung festgelegt ist, sollten Sie das zuständige Krankenhaus aber darauf hinweisen und die Unterlagen zügig übergeben. Dann gilt nämlich die Entscheidung der oder des Verstorbenen aus Lebzeiten. Um alles Weitere müssen sich anschließend die Erben kümmern.

Falls es keine Angehörigen geben sollte, empfiehlt es sich, die örtliche Ordnungsbehörde sowie das Nachlassgericht zu informieren und mit den dortigen Mitarbeiterinnen und Mitarbeitern das weitere Vorgehen abzustimmen. Ist ein größerer Nachlass zu verwalten, sollten Sie eine sogenannte Nachlasspflegschaft beim Nachlassgericht anregen. Wenn sich das Testament der verstorbenen Person in Ihrem Besitz befindet, müssen Sie es natürlich übergeben.

Schlusspflichten

Zu guter Letzt kommen noch zwei Verpflichtungen auf Sie zu, wenn die Betreuung endet. Das gilt sowohl, wenn die betreute Person gestorben ist, als auch, wenn Sie die Betreuung zu deren Lebzeiten aus anderen Gründen abgeben.

Am Ende der Betreuung müssen Sie alles zurückgeben und einen Schlussbericht erstellen.

Das eine ist die Herausgabe von allem, was der betreuten Person gehört(e). Sie müssen also den Zugang zu sämtlichem Vermögen, alle persönlichen Gegenstände, Schlüssel und Dokumente, die ihr gehörten, abgeben. Falls Sie Briefe oder Pakete nicht weitergeleitet haben, weil dies der betreuten Person oder dem Empfänger geschadet hätte, müssen Sie diese ebenfalls den Erben oder der neuen Betreuungsperson übergeben. Stellen Sie am besten eine Liste mit allen Rückgaben zusammen und lassen Sie sich diese als Quittung unterzeichnen.

Ihre letzte Verpflichtung ist die Erstellung eines Schlussberichts inklusive Schlussrechnung für das Betreuungsgericht. Darin müssen Sie unter anderem aufschlüsseln,

- welche Vermögenswerte zum Ende der Betreuung vorhanden waren. Es müssen beispielsweise Wohneigentum, Wertpapiere und Sparkonten mit ihrem jeweils aktuellen Wert genannt sein.
- welche Tätigkeiten Sie zuletzt für die betreute Person durchgeführt haben. Dazu gehört beispielsweise auch die Kündigung von Wohnraum.
- welche Erben (Name, Adresse, Verwandtschaftsgrad) Ihnen bekannt sind.
- welches Amtsgericht das Nachlassverfahren führt.

Außerdem müssen Sie auflisten, was Sie bereits an die Erben oder die nächste Betreuungsperson übergeben haben. Bevor Sie die Unterlagen, etwa zum Vermögen, abgeben, sollten Sie Kopien anfertigen.

Schlussrechnung für alle!

Sehr wichtig: Die Schlussrechnung müssen Sie auch dann machen, wenn Sie ansonsten von der Nachweispflicht befreit waren. Es ist daher unbedingt empfehlenswert, während der Betreuung regelmäßig Buch über größere Einnahmen und Ausgaben zu führen beziehungsweise Bankunterlagen sowie Kontoauszüge aus der gesamten Betreuungszeit aufzubewahren.

Die Erben oder das Gericht können Sie zwar unter bestimmten Umständen von der Pflicht zur Schlussrechnung befreien, dieser sogenannten Entlastungserklärung müssen aber alle Beteiligten zustimmen. Wenn nur ein Erbe nicht einverstanden ist, müssen Sie eine Schlussrechnung erstellen. Da sich die Erbenkonstellation auch während der Betreuung noch ändern kann, sollten Sie sicherheitshalber nicht davon ausgehen, dass Sie bestimmt von der Pflicht entlastet werden, sondern lieber während der Betreuungszeit alle größeren Ausgaben und Einnahmen notieren und Belege davon abheften beziehungsweise digital abspeichern. So sind Sie auf der sicheren Seite.

Der Schlussbericht selbst – egal ob mit oder ohne Schlussrechnung – wird in der Regel mithilfe eines Vordrucks erstellt. Dabei können Sie sich von den Mitarbeiterinnen und Mitarbeitern eines Betreuungsvereins beraten lassen und den Vordruck auch gemeinsam ausfüllen. Teilweise bekommen Sie ein Formular vom Betreuungsgericht, das Sie benutzen müssen, teilweise können und müssen Sie sich ein eigenes Musterformular suchen. Informieren Sie sich hierzu am besten schon, während die Betreuung noch läuft, damit Sie das passende Formular dann bereits zu Hause haben.

Das Gericht wird Ihnen mitteilen, innerhalb welcher Zeitspanne Sie den Schlussbericht zu erstellen haben. Schicken Sie diesen am besten zusammen mit der Betreuer-Urkunde ans Betreuungsgericht oder geben Sie beides persönlich dort ab. Das Gericht prüft dann Ihre Angaben und entlässt Sie anschließend offiziell aus Ihrem Amt als Betreuungsperson.

▶ **Musterformulare für die Schlussrechnung und für weitere Berichte und Anträge gibt es nicht nur im örtlichen Betreuungsverein, sondern auch im Internet, beispielsweise auf projekt-geben.de.**

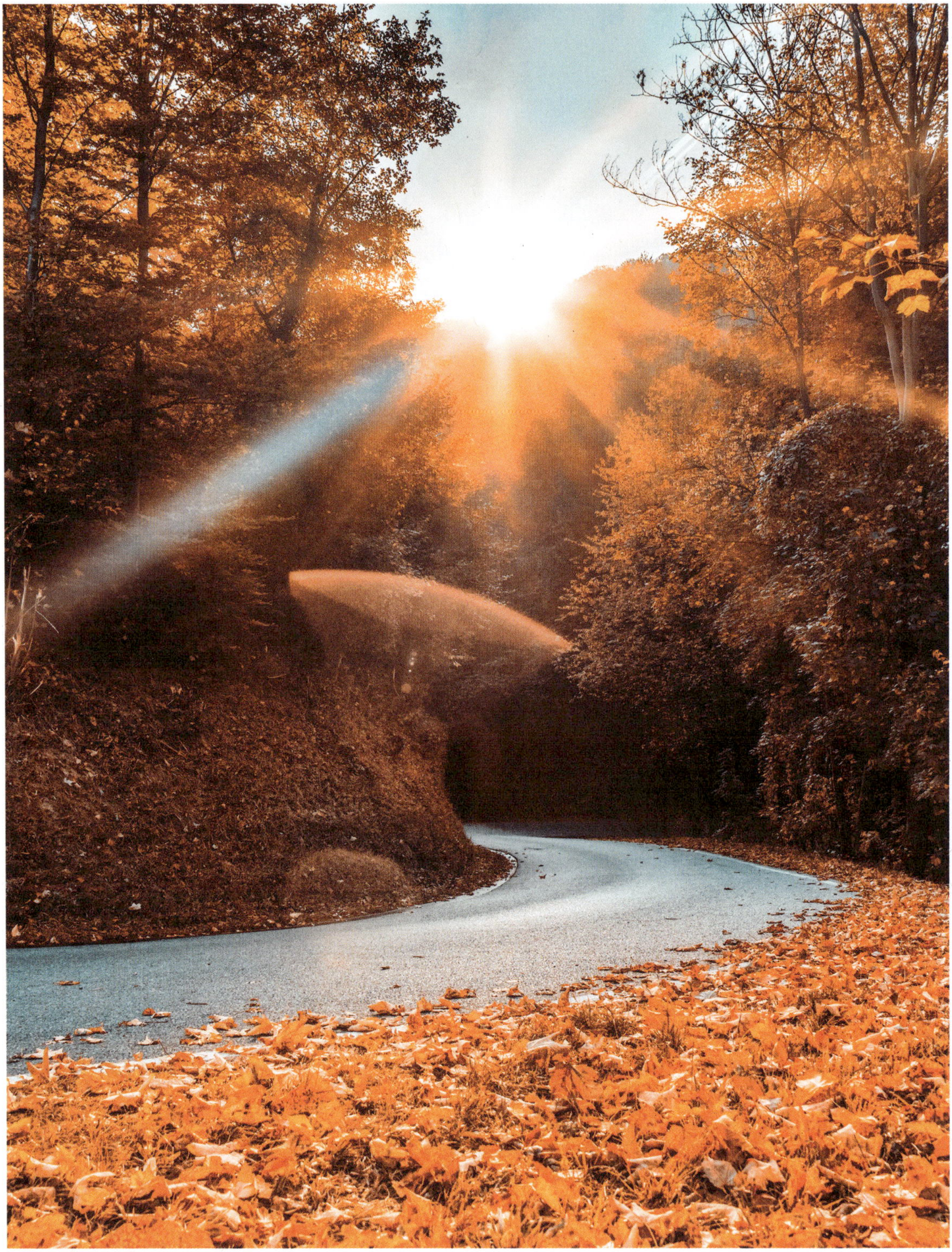

Gegen eine Betreuung vorgehen

Manchmal haben Angehörige den Eindruck, dass die Betreuungsperson nicht geeignet oder die Betreuung unnötig ist. Wenn das Wohl des betreuten Menschen gefährdet ist, können sie Beschwerde oder Klage einreichen.

Im Vorfeld einer rechtlichen Betreuung treten viele Fragen und Sorgen auf. Eine der häufigsten lautet: Was ist, wenn ich mit der Betreuungsperson nicht zufrieden bin und sie nicht mehr loswerde?

In den allermeisten Fällen sind diese Sorgen unbegründet. Sowohl ehrenamtliche als auch beruflich Betreuende handeln in aller Regel zum Wohl der Betroffenen und erleichtern ihnen den Alltag. Aber wie in jedem Lebensbereich gibt es auch in der rechtlichen Betreuung schwarze Schafe. Oder die Beteiligten sind sich nicht einig, was das Beste ist. Dann haben die Betreuten selbst, aber auch Außenstehende verschiedene Möglichkeiten, gegen die Betreuung vorzugehen.

Sie können versuchen, einen Betreuerwechsel zu erwirken, die gesamte Betreuung prüfen lassen oder – mit entsprechenden Belegen – Beschwerde oder Klage gegen den Betreuer oder die Betreuerin einreichen. Eine rechtliche Handhabe haben Sie nur mit einem konkreten, belegbaren Verdacht, dass die Betreuungsperson nicht im Sinne des betreuten Menschen handelt.

Wir brauchen die Betreuung nicht!

Wer von einer Betreuung erfährt und sie für unnötig hält, muss sich zunächst einen Überblick verschaffen. Unter bestimmten Umständen können Außenstehende eine Aufhebung erwirken.

Manchmal sind Angehörige völlig überrascht: Zufällig erfahren sie, dass die Cousine, der Neffe, die Tante oder ein Freund unter rechtlicher Betreuung steht. Manch einer ist geschockt und weiß gar nicht, wie das passieren konnte. Häufig wissen diejenigen, wenn sie zuvor nie mit dem Thema zu tun hatten, auch gar nicht, was eine rechtliche Betreuung genau bedeutet.

Vielleicht ist es Ihnen auch schon so ergangen? Oder ein aufgeregter Angehöriger Ihrer Betreuungsperson kam auf Sie zu und wollte wissen, was Sie da tun? Egal, in welcher Position Sie sich befinden: Gut ist, sich erst einmal schlauzumachen und miteinander ins Gespräch zu kommen. Dank der neuen Regelungen im Gesetz über das Verfahren in Familiensachen und in Angelegenheiten der freiwilligen Gerichtsbarkeit (FamFG) haben Angehörige und Vertrauenspersonen des betreuten Menschen mehr Auskunfts- und Mitwirkungsrechte.

Informationen sammeln

Bevor Sie reflexhaft reagieren, nehmen Sie sich nach Möglichkeit die Zeit, sich zunächst zu informieren – allgemein und in Bezug auf den konkreten Fall. Das ist besonders entscheidend, wenn Sie von einer Betreuung überrascht wurden und der Meinung sind, dass diese unnötig ist.

Stellen Sie sich also zunächst die folgenden Fragen:

- Wie funktioniert das Konzept der rechtlichen Betreuung überhaupt?
- Was sind die verschiedenen Aufgabenkreise?
- Welche Rechte haben die Betreuten?
- Welche Pflichten haben die Betreuungspersonen?
- Was genau (Aufgabenkreise, gegebenenfalls Unterbringung, Einwilligungsvorbehalt oder Ähnliches) wurde bei meiner verwandten/befreundeten Person eingerichtet?
- Wer ist der Betreuer/die Betreuerin? Kenne ich ihn/sie? Wie und wann ist ein Gespräch möglich?
- Welche Gründe gab es für die Einrichtung und die Betreuerwahl?
- Welches Betreuungsgericht ist für den Fall zuständig?

Suchen Sie das Gespräch zum Betreuer oder zur Betreuerin und zur betreuten Person. Lassen Sie sich die Umstände erläutern. Vielleicht haben Sie eine Entwicklung, etwa einen Unfall oder eine plötzliche Verschlechterung einer Erkrankung, nicht mitbekommen?

Versuchen Sie auch, sich einen realistischen Eindruck zu verschaffen, ob Ihr Angehöriger oder Ihre Freundin mit der neuen Situation zufrieden ist. Bedenken Sie dabei deren oder dessen Charakter: War für sie oder ihn immer schon alles ganz schwierig? Oder war er oder sie immer ein Sonnenschein und stets zufrieden?

Wenn Sie den Eindruck haben, dass die rechtliche Betreuung für alle Beteiligten eine sinnvolle Entwicklung darstellt, können Sie wenig tun. Auch wenn Sie persönlich die Vorstellung vielleicht unschön finden, dass jemand Sie betreut, gelten aus rechtlicher Sicht für die „Einmischung von außen" stets die Perspektive und das Wohlbefinden der betreuten Person. Wenn es ihr mit der Betreuung besser geht als ohne, dann hat die Einrichtung ihre Berechtigung. Selbst wenn Sie diese von außen mit gemischten Gefühlen betrachten.

Gut zu wissen

Ab 1. Januar 2023 werden die Informationsrechte deutlich erweitert. Ab dann sind Betreuende verpflichtet, nahestehenden Angehörigen oder sonstigen Vertrauenspersonen der Betroffenen Auskunft über deren persönliche Lebensumstände zu erteilen (§ 1822 BGB) – auch wenn diese nicht offiziell am Verfahren beteiligt waren. Sofern der betreute Mensch einverstanden ist, haben Sie beispielsweise als Elternteil, Kind oder gute Freundin ein Anrecht darauf, regelmäßig informiert zu werden, beispielsweise über den Gesundheitszustand. Weigert sich die Betreuungsperson, das zu tun, kann das Gericht entsprechende Weisungen erteilen und diese mit Zwangsgeldern durchsetzen.

Da stimmt was nicht!

Haben Sie trotz allem den Eindruck, dass es hier gar nicht um das Wohlbefinden der betreuten Person geht? Will sich jemand Macht verschaffen? Wurde die betreute Person vielleicht überrumpelt und ist jetzt unzufrieden, traut sich aber nicht, das zu sagen, weil sie ja vom Betreuer oder von der Betreuerin abhängig ist? Haben Sie vielleicht den Eindruck, dass vermeintlich wohlmeinende Menschen ein Interesse daran haben, dass die Betreuung weiter besteht, obwohl sie gar nicht nötig wäre? Kann sich die betreute Person gar nicht wehren? Dann haben Sie auch als Außenstehende die Möglichkeit einzugreifen.

Beteiligt am Verfahren?

Entscheidend ist zunächst die Frage, ob Sie Teil des Betreuungsverfahrens waren oder sind. Schon länger können Partner oder Partnerin, Schwester oder Bruder, Elternteil, Kind, Enkelkind oder eine Vertrauensperson des oder der Betroffenen beantragen, an dem Betreuungsverfahren oder dem Verfahren zur Einrichtung eines Einwilligungsvorbehalts formell beteiligt zu werden (§ 274 Abs. 4 FamFG).

Haben Sie einen solchen Antrag gestellt, oder sind Sie vor Gericht befragt worden? Läuft das Verfahren noch und Sie möchten beteiligt werden? Dann stellen Sie einen entsprechenden Antrag. Das Gericht muss dann prüfen, ob eine Beteiligung im „wohlverstandenen Interesse" des oder der Betroffenen ist. Wenn ja oder wenn das Gericht Sie befragt und von sich aus beteiligt, erhalten Sie als formell Beteiligte alle künftigen Entscheidungen des Gerichts, wie zum Beispiel den Beschluss über die Betreuungseinrichtung oder -verlängerung. Zudem erhalten Sie Auskunfts- sowie Beschwerderechte und können so erreichen, dass eine Entscheidung des Betreuungsgerichts von der nächsten Instanz überprüft wird. Lehnt das Betreuungsgericht eine Beteiligung ab, können Sie als betroffene Person dagegen Rechtsmittel einlegen und so ebenfalls eine Überprüfung durch die nächste Instanz erzwingen.

Waren Sie nicht am Verfahren beteiligt, haben vielleicht erst einige Wochen oder Monate nach der Einrichtung der rechtlichen Betreuung davon erfahren, haben Sie erst mal keine eigenen Rechte. Es steht Ihnen aber zu, sich im Sinne der betreuten Person einzubringen. Wenn Sie also konkrete Bedenken haben, dass nicht zum Wohl des oder der Betroffenen gehandelt wird, und Sie diese Bedenken auch belegen können, dann wenden Sie sich damit ans zuständige Betreuungsgericht und bitten um eine Überprüfung. Beispiele wären:

- Ein Betreuer hat die Vermögenssorge übernommen, und seitdem verschwinden immer wieder Gemälde oder Schmuck der Betreuten.
- Die Betreuerin bedrängt den Betroffenen, sein Testament zu ihren Gunsten zu ändern.
- Der Betreuer verweigert der Betreuten regelmäßig die Erfüllung ihrer Wünsche und Bedürfnisse, teils auch im Bereich Gesundheit, und argumentiert, dass er am besten wisse, was gut für sie sei.

Haben Sie das Gefühl, dass solche Entwicklungen ohne Zustimmung oder sogar gegen den Willen der betreuten Person durchgesetzt werden? Dann versuchen Sie, dafür Beweise zu sammeln. Sprechen Sie nach Möglichkeit mit der betreuten Person und fertigen Sie Gedächtnisprotokolle dieser Gespräche an. Suchen Sie nach alten Fotos und machen Sie regelmäßig neue Bilder, um etwa das Fehlen von wertvollen Gegenständen zu dokumentieren oder darzustellen, dass die betreute Person zunehmend schlechter aussieht. Damit das Gericht Ihren Verdacht prüft, müssen Sie konkrete Hinweise liefern.

Als außenstehende Person haben Sie nicht per se das Recht, die Verfahrensunterlagen zu prüfen.

Ein Anrecht, die Unterlagen des Verfahrens zu prüfen, weil Sie den Eindruck haben, dass da was nicht mit rechten Dingen zugegangen ist, haben Sie grundsätzlich nicht. Das gilt unabhängig davon, ob, wie eng oder wie lange Sie mit der betroffenen Person verwandt oder befreundet sind. Damit sollen die Betreuten vor der Einmischung Außenstehender geschützt werden.

Etwas anderes gilt, wenn Sie ein „berechtigtes Interesse" belegen können oder als Beteiligte am Verfahren gelten. Dann haben Sie nach dem FamFG eigene Mitwirkungsrechte. Hier sind vor allem das Recht auf Prüfung und das Recht auf Beschwerde entscheidend.

Wenn Betreute um Hilfe bitten

Manchmal kommt es vor, dass Betreute mit ihrer Betreuung nicht einverstanden sind, aber nicht genau wissen, was sie tun können. Wenn sie sich an Freunde oder Verwandte wenden, sind auch diese oft ratlos.

Beispiel: Elsa ist 85 Jahre alt und macht sich große Sorgen um ihre Nichte Andrea. Diese ruft regelmäßig bei ihr an, weil sie unglücklich darüber ist, eine Betreuerin zu haben. Andrea sagt, dass sie die Betreuung nicht braucht. Elsa weiß, dass Andrea vor einer Weile auf dem Rückweg eines Restaurantbesuchs schwer gestürzt ist und aufgrund einer Kopfverletzung zunächst nicht ansprechbar war. In der Klinik wurde eine Betreuung eingerichtet, um das weitere Vorgehen zu ermöglichen.

Nun, sagt Andrea, gehe es ihr längst wieder gut. Doch ihre Betreuerin, eine sehr gute Freundin, habe dem Gericht gesagt, sie sei Alkoholikerin, käme mit ihrem Leben nicht klar und müsse daher langfristig betreut werden. Andrea hingegen betont immer wieder, dass sie zwar im Restaurant ein Glas Wein zum Mittagessen getrunken habe, wie sie das gerne tue, doch nur deshalb gestürzt sei, weil ihr Partner, der schwer an Demenz erkrankt war, sie plötzlich gestoßen hatte. Nach dem Sturz ist ihr Partner in ein Pflegeheim umgezogen und mittlerweile gestorben. Andrea beteuert, sie sei keine Alkoholikerin und könne gut für sich selbst sorgen. Elsa glaubt ihr und möchte ihr helfen. Aber wie?

Elsa kann ihrer Nichte raten, sich direkt ans zuständige Betreuungsgericht zu wenden. Als Betroffene hat sie jederzeit das Recht dazu, ihre Betreuung überprüfen zu lassen. Ein kurzes Schreiben wie das folgende genügt:

Sehr geehrte Damen und Herren,

mein Name ist ___________ geboren am ___________ in___________

und für mich wurde im___________ *(Monat/Jahr)* eine Betreuung eingerichtet.

Diese Betreuung brauche ich nun nicht mehr, weil

____

____

Meine Betreuerin ___________ *(Name)* hat angegeben, dass ich die Betreuung noch brauche, weil

____

Das ist aber falsch. In Wirklichkeit *(Begründung nennen, zum Beispiel: trinke ich zwar regelmäßig zum Essen ein Glas Wein, doch ich bin keine Alkoholikerin.)*

____

____

Ich möchte Sie bitten, die Umstände erneut zu prüfen und die Betreuung möglichst bald aufzuheben. Falls aus Ihrer Sicht ein Gesprächstermin nötig ist, beantrage ich hiermit, mich zeitnah mündlich anzuhören.

Vielen Dank!

Mit freundlichen Grüßen

____

(Datum, Unterschrift)

Wenn Sie das Aktenzeichen und das exakte Datum des Betreuungsbeginns zur Hand haben, hilft das dem Gericht und beschleunigt das Verfahren. Doch auch mit weniger Angaben kann das Gericht arbeiten. Mit Fragen können Betroffene, aber auch Freundinnen, Verwandte oder Nachbarinnen sich auch jederzeit an einen Betreuungsverein wenden und um Unterstützung bitten.

Das Gericht informieren

Wenn Sie sich ans Betreuungsgericht wenden, tun Sie das am besten schriftlich, also per Brief. Beschreiben Sie konkret, aber nicht ausschweifend, Ihre Sicht der Dinge und was daran problematisch ist. Nehmen Sie immer Bezug auf die betreute Person. Es geht nicht um Sie persönlich! Nennen Sie nach Möglichkeit das Aktenzeichen des Betreuungsverfahrens, in jedem Fall aber Namen, Geburtstag und Adresse der betreuten Person, und verweisen Sie auf die passenden Stellen im Gesetz, auf die Sie sich berufen. Die wichtigsten sind zurzeit:

- § 13 Abs. 1 FamFG: Als formell am Verfahren Beteiligte Akteneinsicht verlangen.
- § 13 Abs. 2 FamFG: Als Außenstehende ein berechtigtes Interesse geltend machen und belegen, um Akteneinsicht zu erlangen.
- § 303 Abs. 2 FamFG: Als formell am Verfahren Beteiligte Beschwerde einlegen.

Wenn das Gericht Ihr Schreiben als begründet ansieht, muss es die Vorfälle prüfen und reagieren, zum Beispiel, indem es die Betreuungsperson auswechselt, deren Befugnisse einschränkt oder die Betreuung ganz aufhebt.

Bei Bedarf wird die betreute Person vorher noch einmal eingeladen und gebeten, ihre Sicht der Dinge zu schildern. Hier sollte niemand eine falsche Höflichkeit an den Tag legen. Ermuntern Sie die betroffene Person, ehrlich die vorhandenen Probleme zu schildern. Eine Unterstützung durch eine Vertrauensperson ist in der Regel möglich.

Als Außenstehende dürfen Sie sich, wenn Sie sich Sorgen um eine betreute Person machen, grundsätzlich an einen Betreuungsverein wenden. Sie können dort die Lage – auch anonymisiert – schildern. Die Mitarbeiterinnen und Mitarbeiter beraten Sie kostenlos, können einschätzen, ob eine Beschwerde Aussicht auf Erfolg hat, und helfen auf Wunsch beim Formulieren von Briefen ans Gericht.

Bei der Betreuerwahl mitbestimmen

In erster Linie muss das Gericht sich bei der Betreuerwahl an den Wünschen des Betroffenen orientieren. Aber auch Angehörige können ihre Vorstellungen einbringen.

Als Vertrauensperson, Partner oder nahe Verwandte haben Sie die Möglichkeit, sich ins Verfahren einzubringen. Das ist sinnvoll, wenn Sie bestimmte Vorstellungen haben, wie die Betreuung laufen soll oder wer als Betreuungsperson geeignet oder ungeeignet wäre. Idealerweise sind Sie dafür formell am Verfahren beteiligt.

Am wichtigsten ist wie immer die Meinung der betroffenen Person. Wenn sie sich jemanden wünscht und der- oder diejenige es machen will, dann haben Sie als Außenstehende kaum Möglichkeiten, das zu verhindern, sofern das Gericht die Wunschperson als geeignet ansieht. Doch es gibt auch weniger eindeutige Fälle, etwa wenn die betroffene Person sich nicht äußern kann und

- keine Wunschperson als rechtliche Vertretung zur Verfügung steht,
- mehrere Personen infrage kommen und Sie einen klaren Favoriten haben,
- das Gericht zu einer Betreuungsperson tendiert, die Sie ablehnen,
- Ihnen die Verantwortung als Betreuer oder Betreuerin zu groß ist, Sie aber bestimmte Ideen einbringen möchten,
- am Anfang sehr viel zu regeln ist, was eine berufliche Betreuungsperson übernehmen soll, später aber eine Übergabe an Sie oder einen (anderen) Angehörigen möglich wäre.

Um mitzubestimmen, ist es wie bereits beschrieben hilfreich, wenn Sie formell am Verfahren beteiligt sind. Kümmern Sie sich rechtzeitig darum. Sofern Sie der betroffenen Person – verwandtschaftlich oder freundschaftlich – nahestehen, sollte das Gericht sich überzeugen lassen, dass Ihre Beteiligung sinnvoll ist. Als Unbeteiligte sind Ihre Möglichkeiten, Einfluss auf die Betreuerwahl zu nehmen, deutlich geringer.

Als Beteiligte mitreden

Gehen wir mal davon aus, dass Ihr Partner eine rechtliche Betreuung braucht, Sie diese aber aus unterschiedlichen Gründen nicht übernehmen können und wollen. Trotzdem wollen Sie natürlich sicher sein, dass er in guten Händen ist. Außerdem werden einige Entscheidungen der zukünftigen Betreuung auch Einfluss auf Ihr eigenes Leben haben.

Daher stellen Sie einen Antrag auf Beteiligung, der gute Erfolgschancen hat.

Anschließend können Sie – wenn Ihr Partner dazu gerade nicht in der Lage ist – dem Gericht mitteilen, was Ihrem Partner wichtig ist, wem er vertraut und was Sie an Unterstützungsarbeit für den späteren Betreuer oder die spätere Betreuerin leisten könnten. Falls Sie bestimmte Angehörige oder Freunde des Mannes kennen, von denen Sie ahnen, dass sie sich als wahnsinnig wichtig darstellen, von denen Sie aber definitiv nicht wollen, dass sie zu Betreuungspersonen ernannt werden, dann können Sie das Gericht über diese Bedenken in Kenntnis setzen. Scheuen Sie sich nicht, von Begebenheiten zu berichten, die Ihre Ansichten untermauern.

Eigene Ideen einbringen

Manchmal stehen Betreuungsgerichte vor der Schwierigkeit, dass verschiedene Angehörige eine jeweils eigene Sicht darauf haben, wie eine Betreuung optimalerweise laufen sollte, aber niemand davon als Betreuungsperson infrage kommt. Sofern die betroffene Person sich selbst nicht äußern kann, wird es schwer zu erkennen, was tatsächlich in ihrem Sinne ist. Daher ist es gut, wenn Sie so konkret wie möglich frühere Äußerungen beschreiben und, vielleicht durch Briefe oder Textnachrichten, nachweisen können. So hat das Gericht konkrete Anhaltspunkte, an denen es sich orientieren kann.

Gut zu wissen

Wann haben Sie zuletzt darüber nachgedacht, was Ihnen richtig guttut? Und haben Sie darüber mit jemandem gesprochen? Nehmen Sie sich dafür Zeit. Überlegen Sie: Was ist mir in Bezug auf mein Zuhause wirklich wichtig? Was genieße ich im Alltag? Wem würde ich mein Leben anvertrauen? Welche Musik macht mir gute Laune? Was esse ich richtig gerne? Stellen Sie diese Fragen in geeigneten Momenten auch Ihren Eltern, Geschwistern und guten Freunden. Manches mag banal klingen, anderes so existenziell, dass man sich kaum traut, darüber nachzudenken. Doch wer es tut und darüber spricht, hat die Chance, dass diesen Wünschen auch dann entsprochen wird, wenn man sie nicht mehr einfordern kann.

Wenn Sie die Betreuung eigentlich am liebsten selbst übernehmen würden, es sich aber nicht so recht zutrauen, dann überlegen Sie, ob eine Aufteilung infrage käme. Fragen Sie beim Gericht, was möglich wäre, anstatt sich später zu ärgern, dass Sie nichts gesagt haben. Auch die Variante „Erst mal soll bitte ein Berufsbetreuer alles sortieren, dann übernehme ich später" ist oft möglich.

Betreuerwechsel erwirken

Manchmal erscheint ein Betreuer oder eine Betreuerin erst spät ungeeignet. Kann die betreute Person sich nicht äußern, können auch Angehörige mit Nachweisen einen Wechsel erwirken.

Die Betreuung läuft an, erst ist alles gut, doch im Laufe der Zeit stellt sich heraus, dass der Betreuer oder die Betreuerin mehr die eigenen Interessen im Kopf hat als die der betreuten Person. Sofern diese sich selbst dazu äußern und dagegen wehren kann, sollte sie das tun. Ermuntern Sie als Angehörige dazu und machen Sie der betreuten Person deutlich, dass es ihr gesetzlich verbrieftes Recht ist, so behandelt zu werden, wie sie es sich wünscht!

Falsche Bescheidenheit

Gerade bei älteren Damen kann das manchmal schwierig werden. Sie haben mitunter nie gelernt, für ihre Rechte einzustehen, sind vielleicht auch der Ansicht, dass ihr Mann oder der Betreuer besser wissen, was gut für sie ist, als sie selbst. Solche Seniorinnen fügen sich dann nicht selten in ihr neues Schicksal. Sie haben schließlich schon ganz anderes überstanden.

Wenn Sie das Gefühl haben, dass beispielsweise Ihre Mutter, Tante oder Oma in solch eine Betreuung hineingerutscht ist, dann sprechen Sie möglichst beiläufig über ihre Wünsche und Ängste, etwa beim Spaziergang. Hören Sie viel zu und lassen Sie sie im Gespräch selbst herausfinden, ob diesen Bedürfnissen gerade entsprochen wird.

Wenn die betreute Person unzufrieden ist, sich aber nicht beschweren möchte, dann versuchen Sie herauszufinden, ob der Betreuer oder die Betreuerin überhaupt von dieser Unzufriedenheit weiß. Manchmal sind vor allem ältere Damen so geübt darin, alles wegzulächeln, dass die Betreuenden kaum eine Chance haben, etwas zu bemerken. Dann kann es helfen, wenn Sie als Außenstehende freundlich auf die Problempunkte aufmerksam machen.

Antrag auf Betreuerwechsel

Gab es hingegen schon mehrere Gespräche, aber es hat sich nichts geändert? Wenn die betreute Person sich noch selbst äußern kann, sollte sie sich in einem solchen Fall ans Betreuungsgericht wenden und um einen Betreuerwechsel bitten. Denn Betroffene haben jederzeit das Recht und die beste Chance, schnell eine Änderung zu erwirken.

Bieten Sie Ihre Hilfe an, wenn die betreute Person sich unsicher ist. Sie können sich auch gemeinsam bei einem Betreuungsverein beraten lassen. Der Musterbrief rechts hilft beim Antrag.

Antrag auf Betreuerwechsel

Aktenzeichen: ___________

Betreuungsverfahren von

____

Name, Geburtstag

____

und Anschrift der betreuten Person

Sehr geehrte Damen und Herren,

hiermit beantrage ich für mich einen Betreuerwechsel. Leider bestehen zwischen mir und ______________________ *(Name des Betreuers/der Betreuerin)* unüberbrückbare persönliche Differenzen und Ansichten.

Ich habe am ______________________ *(Datum, gegebenenfalls mehrere Termine nennen)* mit meinem Betreuer/meiner Betreuerin über die Probleme gesprochen. Bis heute hat sich leider immer noch nichts verändert. Ich möchte das nun nicht mehr folgenlos hinnehmen.

Folgende Person hat sich bereit erklärt, die Betreuung zukünftig zu übernehmen:

____

Mit freundlichen Grüßen

____

Datum und Unterschrift

→ Weniger als einmal im Monat

Auch wenn die Betreuungsperson seltener als einmal im Monat das Gespräch zur betreuten Person sucht und somit ihre Pflicht der „persönlichen Betreuung" nicht erfüllt oder wenn jemand aus dem nahen Umfeld sich bereit fühlt, die Betreuung von einem Berufsbetreuer zu übernehmen, ist ein Wechselantrag möglich.

Wechsel von außen forcieren

Kann oder will die betroffene Person sich nicht beschweren, dann ist es sinnvoll, sich Verbündete zu suchen. Wie schätzen andere Angehörige und Freunde die Situation ein? Haben sie einen ähnlichen Eindruck?

Wenn ja, dann tragen Sie gemeinsam Ihre Erfahrungen schriftlich zusammen und wenden Sie sich damit ans Betreuungsgericht. Hilfreich ist es, wenn mindestens einer von Ihnen Beteiligter am Verfahren ist. Erläutern Sie, warum Sie den Eindruck haben, dass den Wünschen der betreuten Person nicht entsprochen wird. Machen Sie deutlich, dass Sie sich Sorgen um ihr Wohlergehen machen, und schildern Sie mögliche negative Konsequenzen.

Theoretisch kann es passieren, dass die Betreuungsperson das Vermögensverzeichnis unvollständig erstellt und dann zügig einen Teil des Vermögens in die eigene Tasche umleitet. Nach dem Motto: Das war zu Beginn meiner Betreuungsarbeit nicht mehr da. Anhand der wenigen dokumentierten Fälle, die es in Deutschland gibt, lässt sich zwar sagen, dass es nur sehr selten dazu kommt, aber ausgeschlossen ist es nicht. Wenn Sie einen entsprechenden Verdacht haben, sollten Sie auch dazu Beweise sammeln und sich damit ans Gericht wenden.

Dieses wird dann in der Regel zunächst die Betreuungsbehörde auffordern, den Sachverhalt zu prüfen. Die Behörde nimmt Kontakt zur betreuten Person auf und erfragt ihre Einschätzung. Das Gericht bittet den Betreuer oder die Betreuerin um eine Stellungnahme. Wenn die Differenzen nicht beigelegt werden können, organisiert das Gericht in der Regel einen Wechsel. Die Person, um die es geht, kann Wünsche für einen neuen Betreuer oder eine neue Betreuerin äußern. Es ist sogar hilfreich, eine Alternative schon im Antrag zu nennen.

Bei der Entscheidung hat das Gericht allerdings einen Ermessensspielraum. Wenn jemand ständig eine neue Betreuungsperson haben will oder sich grundsätzlich nichts sagen lassen möchte, muss das Gericht nicht zwingend auf jeden Wunsch eingehen. Auch wenn sowieso demnächst eine Überprüfung ansteht, wird es vermutlich nicht kurz vorher noch den Aufwand eines Betreuerwechsels auf sich nehmen.

Bei begründeten Differenzen wird das Gericht einem Wechsel aber zügig zustimmen. Ein Wechsel von einem Berufsbetreuer zu einer nahestehenden Person wird sogar gerne gesehen.

Beschwerde einreichen

Wenn sie nicht einverstanden sind, können Beteiligte gegen verschiedene Entscheidungen des Gerichts Beschwerde einreichen. Das muss binnen wenigen Wochen geschehen.

Die Entscheidungen eines Betreuungsgerichts können Betroffene mit einer Beschwerde anfechten. Das ist bei vielen Entscheidungen binnen einem Monat möglich, bei anderen binnen zwei Wochen. Die Frist läuft ab dem Tag, an dem die Entscheidung schriftlich bekannt gegeben wurde. Sie muss in der Rechtsbehelfsbelehrung genannt sein, die das Gericht mit dem Beschluss aushändigt. Es ist egal, ob Richter oder Rechtspflegerinnen die entsprechende Entscheidung getroffen haben. Üblich ist die Monatsfrist beispielsweise für

- die Entscheidung für oder gegen Einrichtung einer rechtlichen Betreuung,
- die Erweiterung oder Einschränkung einer Betreuung,
- die Genehmigung von Maßnahmen.

Unter bestimmten Umständen ist auch eine „sofortige Beschwerde" möglich. Das heißt, Betroffene müssen innerhalb von zwei Wochen Beschwerde einlegen, und das Gericht muss diese besonders schnell prüfen. Das ist etwa bei einstweiligen Anordnungen, also Eilentscheidungen, der Fall oder wenn Beteiligte nicht ordnungsgemäß hinzugezogen wurden.

Wer ist berechtigt?

Eine Beschwerde können grundsätzlich Betroffene einreichen, also in jedem Fall die Person, für die eine Betreuung gilt. Außerdem gestattet das Gesetz all denjenigen eine Beschwerde, die „in eigenen Rechten betroffen" sind oder ausdrücklich ein Anfechtungsrecht haben. Letzteres ist zum Beispiel der Fall, wenn Sie als Angehörige offiziell Beteiligte am Verfahren waren. Wichtig ist, dass Sie die Beschwerde innerhalb der Frist bei dem Gericht einreichen, das eine in Ihren Augen falsche Entscheidung getroffen hat. Dazu gibt es drei Möglichkeiten:

- per Brief
- mündlich vor Ort, sodass ein Mitarbeiter oder eine Mitarbeiterin die Beschwerde niederschreiben kann
- elektronisch mit qualifizierter digitaler Signatur und auf sicherem Weg

Eine Beschwerde muss nicht perfekt formuliert sein. Entscheidend ist, dass Sie den sogenannten Beschwerdegegenstand nennen, also erklären, was genau Sie anfechten. Das ist besonders wichtig, wenn Sie nur einen Teil des Gerichtsbeschlusses kritisieren. Außerdem sollten Sie begründen, weshalb Sie die Entscheidung für falsch halten. Ihr Schreiben sollte gut lesbar sein und mit Datumsangabe unterschrieben werden.

Was passiert mit der Beschwerde?
Erhält das Betreuungsgericht eine Beschwerde, prüft es den Sachverhalt und entscheidet, ob die Sache neu beurteilt werden muss. Das ist das sogenannte Abhilfeverfahren. Im Prinzip prüft das Gericht also, ob es einen Fehler gemacht hat. Womöglich haben Sie durch die Beschwerde auch neue Informationen ans Gericht geschickt, die nun zu berücksichtigen sind.

Bleibt das Amtsgericht bei seiner Entscheidung, wandert die Beschwerde automatisch an das übergeordnete Landgericht. Dieses beurteilt letztlich, ob die Entscheidung rechtmäßig war oder nicht. Der gesamte Prozess kann mehrere Wochen in Anspruch nehmen. Bis das Landgericht entschieden hat, ist die Betreuungsperson mit sämtlichen Befugnissen im Amt. Einzige Ausnahme: Das Landgericht setzt die Vollziehung des angefochtenen Beschlusses per einstweiliger Anordnung außer Kraft.

Rechtsbeschwerde beim BGH
Wenn sie mit der Entscheidung des Landgerichts nicht einverstanden sind, können Betroffene eine Rechtsbeschwerde beim Bundesgerichtshof (BGH) einlegen. Das ist grundsätzlich möglich, wenn ein Betreuer oder eine Betreuerin bestellt oder entlassen wurde oder über einen Einwilligungsvorbehalt, eine Unterbringung oder eine freiheitsentziehende Maßnahme entschieden wurde. Bei allen anderen Entscheidungen darf der BGH nur angerufen werden, wenn das Landgericht dies im Beschluss zulässt.

Die Rechtsbeschwerde müssen Sie binnen einem Monat nach Bekanntgabe der Entscheidung des Landgerichts einlegen. Dafür brauchen Sie zwingend die Unterstützung eines Anwalts oder einer Anwältin.

Gut zu wissen

Eine Beschwerde bezieht sich immer auf die Sache selbst. Sie ist das richtige Mittel, wenn Sie eine Entscheidung anfechten wollen. Sind Sie hingegen mit der Arbeit eines bestimmten Sachbearbeiters unzufrieden, etwa weil Sie den Eindruck haben, dass er ein Anliegen von Ihnen verschlampt hat, dann kommt eine Dienstaufsichtsbeschwerde infrage. Diese richtet sich gegen eine Person und muss an deren Chef oder Chefin geschickt werden. Der oder die prüft die Beschwerde und entscheidet über die Konsequenzen, etwa eine Rüge, Versetzung oder Verantwortungsentzug für die betroffene Person. Für eine Dienstaufsichtsbeschwerde gelten weder Fristen noch Berechtigungen.

Klage einreichen

Kam die betreute Person zu Schaden, kann sie Schadensersatz per Zivilklage fordern. In einem Strafverfahren können Betreuende zu einer Geld- oder Freiheitsstrafe verurteilt werden.

In Einzelfällen kann es dazu kommen, dass Betreuende jemanden schädigen. Wurde ein Schaden verursacht – egal ob körperlich, seelisch oder finanziell – und Sie möchten etwa als Angehörige der betreuten Person dagegen vorgehen, dann gilt nicht mehr das Betreuungsrecht als Teil der freiwilligen Gerichtsbarkeit, sondern das Zivil- oder das Strafrecht. Welches davon oder ob eine Klage in beiden Bereichen infrage kommt, hängt davon ab, was Betroffene erreichen möchten.

- Wollen Sie Schadensersatz oder Schmerzensgeld erwirken? Hat die Betreuungsperson vorsätzlich oder fahrlässig gehandelt und ist deshalb haftbar? Dann ist eine Zivilklage möglich.
- Soll der Betreuer oder die Betreuerin bestraft werden? Wenn er oder sie sich beispielsweise am Vermögen der betreuten Person bereichert hat, gilt das als Untreue. Dann kann ein Strafverfahren zu einer Geldstrafe und/oder einer Freiheitsstrafe von bis zu fünf Jahren führen.

Straf- und Zivilverfahren sind unabhängig voneinander möglich.

Relevante Vergehen

Bevor es zu einer Klage kommt, sollten Sie prüfen, ob sie Aussicht auf Erfolg hat. Beispiele für eine grobe Pflichtverletzung, die zu einem Schmerzensgeldanspruch im Zivilverfahren führen können, sind:

- Der Betreuer nötigt der betreuten Person gegen ihren Willen einen extrem sparsamen Lebensstil auf, lässt sie vielleicht sogar hungern.
- Die Betreuerin verweigert die finanziellen Mittel für eine nötige Kur.
- Der Betreuer hat eine Frist versäumt, sodass die betreute Person vorübergehend nicht krankenversichert war. Dadurch sind gesundheitliche und/oder finanzielle Schäden entstanden.

Beispiele für strafrechtlich relevante Untreue sind:

- Die Betreuerin bedrängt den sehr vermögenden Betreuten, sein Testament zu ihren Gunsten zu ändern. Kurz darauf stirbt er, und sie erbt viel.
- Der Betreuer bereichert sich aus dem Vermögen der Betreuten, indem er immer wieder wertvollen Schmuck mitnimmt, verkauft und das Geld behält.

Was tun bei Verdacht?

Wenn Sie einen Anfangsverdacht haben, überlegen Sie, ob Sie erst das Gespräch suchen oder zunächst Beweise sammeln. Beides sollten Sie tun, bevor Sie sich an ein Gericht wenden.

Wenn die Arbeit des Betreuers oder der Betreuerin zu einem Schaden geführt hat, können Sie einen Schadensersatz prinzipiell auch ohne die Hilfe eines Gerichts einfordern. Dafür müssen sich alle Beteiligten auf eine angemessene Summe einigen, welche der Betreuer, die Betreuerin oder deren Haftpflichtversicherung dann zur Entschädigung an die betroffene Person auszahlt. Gelingt keine Einigung, können Sie zunächst einen Anwalt oder eine Anwältin beauftragen, noch mal nachzuhaken. Nutzt auch das nichts, bleibt der Gang vors Gericht. Das ist auch noch möglich, falls die betreute Person bereits eine Zahlung erhalten hat, diese aber deutlich niedriger ausgefallen ist als erhofft. Dann müssen Sie die bereits gezahlte Entschädigung aber beim Gericht angeben.

Mit einer Klage dürfen sich grundsätzlich diejenigen ans Zivilgericht wenden, die persönlich betroffen sind oder waren. Betreute dürfen also selbst klagen oder auf privatem Weg Ansprüche, etwa auf Schadensersatz, geltend machen, wenn sie noch geschäftsfähig sind. Außerdem sind folgende Menschen aus dem Umfeld berechtigt:

- eine bevollmächtigte Person, etwa ein Anwalt oder eine Anwältin
- ein Ergänzungsbetreuer oder eine -betreuerin, deren Aufgabenkreis darin besteht, etwaige Pflichtwidrigkeiten zu prüfen und Ansprüche einzufordern
- ein Nachfolgebetreuer oder eine -betreuerin mit dem Aufgabenkreis „Vermögenssorge"; diese Person ist sogar verpflichtet, (nicht verjährte) Schadensersatzansprüche gegen eine frühere Betreuungsperson geltend zu machen
- die Erben, falls die betreute Person bereits verstorben ist

Gut zu wissen

Sie können in der Verhandlung einen sogenannten Feststellungsantrag stellen. Falls sich langfristige Folgen aus der Schädigung ergeben, haben Sie dank dieses Antrags die Möglichkeit, später noch weitere Forderungen zu stellen. Sinnvoll ist ein Feststellungsantrag vor allem, wenn weitere Schäden zu erwarten sind oder sich das Ausmaß noch nicht abschätzen lässt.

Die Zivilklage

Mit einer Zivilklage können Sie Schadensersatz oder Schmerzensgeld von Betreuerinnen und Betreuern einklagen. Wie Zivilklagen ablaufen, steht in der Zivilprozessordnung (ZPO). Bis zu einem Streitwert von

5000 Euro werden diese vor dem örtlichen Amtsgericht ausgetragen. Bei einem höheren Streitwert ist das Landgericht zuständig. Dort herrscht im Gegensatz zum Amtsgericht ein Anwaltszwang. Die Anwaltskosten müssen – genauso wie die gesamten Verfahrenskosten – von der Betreuungsperson übernommen werden, wenn der oder die Betreute den Prozess gewinnt.

Damit es zum Zivilverfahren kommt, müssen Sie beim zuständigen Gericht eine Klageschrift einreichen. Diese muss den Anforderungen von § 253 ZPO entsprechen. Vor allem müssen Sie genau darlegen, welche Tat oder welches Unterlassen zu einem Schaden geführt hat, welche Summe als Entschädigung angemessen wäre und ob es bereits Versuche gab, das Anliegen außergerichtlich zu lösen. Tipp: Nennen Sie einen Mindestwert, mit dem Sie zufrieden wären. Sollte das Urteil nicht Ihren Vorstellungen entsprechen, haben Sie dadurch die Möglichkeit, noch Rechtsmittel einzulegen.

Wenn in der Güteverhandlung, auch als außergerichtliche Konfliktbeilegung bezeichnet, keine Einigung erzielt wird, folgt eine mündliche Verhandlung. Im Urteil wird schließlich festgelegt, ob ein Schadensersatz gezahlt werden muss und, wenn ja, wie hoch dieser ausfällt.

Das Strafverfahren

Der Ablauf eines Strafverfahrens ist in der Strafprozessordnung (StPO) genau geregelt. Damit es zu einem Verfahren kommt, muss die Polizei informiert werden. Das geht bei der örtlichen Wache oder unter onlinestrafanzeige.de nach dem Klick auf das Bundesland. Ein Anwalt oder eine Anwältin ist zwar nicht vorgeschrieben, aber in der Regel hilfreich.

Die Strafverfolgungsbehörde muss zunächst Beweise sammeln. Gibt es einen hinreichenden Tatverdacht – erscheint also eine Verurteilung realistischer als ein Freispruch –, kommt es entweder zu einem Kurzverfahren, das rein schriftlich erfolgt. Oder, insbesondere bei schweren Straftaten, die Staatsanwaltschaft erhebt Anklage, und es kommt zu einer Verhandlung mit anschließendem Urteil. Von einem Freispruch über eine Geldstrafe bis hin zu einer Gefängnisstrafe ist alles möglich.

Kommt es zu einer Verurteilung, gilt der Betreuer oder die Betreuerin fortan als vorbestraft und muss sämtliche Kosten des Verfahrens übernehmen. Dazu zählen nicht nur Gerichts- und Anwaltskosten, sondern beispielsweise auch Fahrtkosten oder andere Aufwendungen, wie etwa für ein Sachverständigengutachten. Nach einem Freispruch trägt die Staatskasse die Kosten.

Übrigens: Wird jemand zu einer Geldstrafe verurteilt, geht das Geld an den Staat, nicht ans Opfer. Kann oder will die verurteilte Person die Geldstrafe nicht zahlen, muss sie für eine als äquivalent angesehene Zeit ins Gefängnis. Wer eine Gefängnisstrafe auferlegt bekommt, kann sich nicht „freikaufen“.

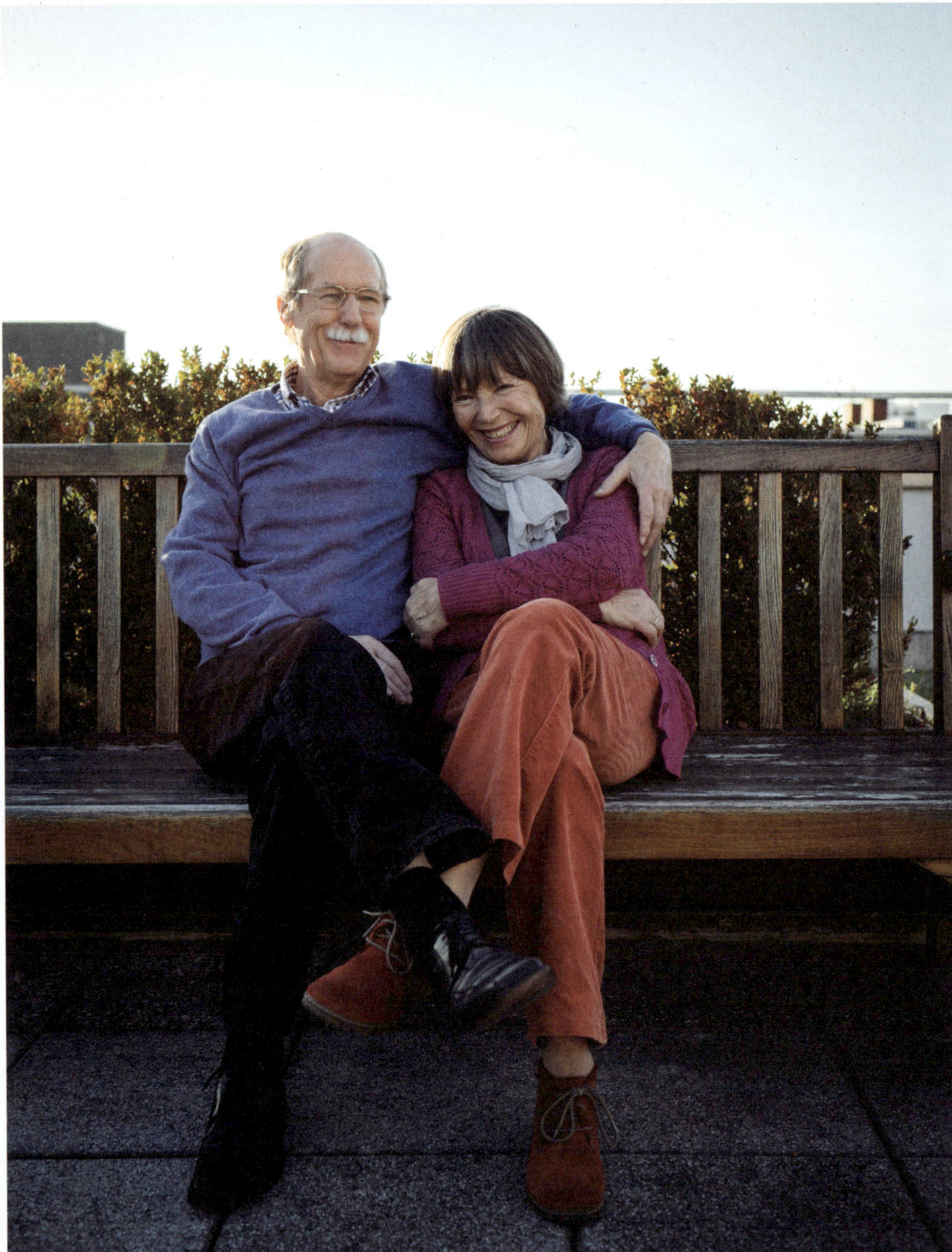

Unterstützung, Alternativen

Eine rechtliche Betreuung soll der letzte Schritt sein, wenn alle anderen Optionen ausgeschöpft sind. Doch welche Unterstützung gibt es? Wann können Alternativen eine Betreuung verhindern? Und was klappt gut parallel?

Ein Betreuungsgericht ist gesetzlich verpflichtet, eine Betreuung aufzuheben oder gar nicht erst einzurichten, wenn es andere Möglichkeiten gibt, vorhandene Probleme zu lösen. Die wichtigste Alternative zu einer Betreuung ist eine umfassende Vorsorgevollmacht. Damit kann jeder Mensch eine oder mehrere Personen bestimmen, die für ihn handeln dürfen. Dieses Kapitel soll einen Vergleich ermöglichen und darstellen, wann eine Vorsorgevollmacht die bessere Alternative zur rechtlichen Betreuung ist.

Außerdem gibt es verschiedene Unterstützungsleistungen, etwa von Ämtern, Vereinen, Wohlfahrtsverbänden oder anderen Ehrenamtlichen, die anstatt oder zusätzlich zu einer Betreuung hilfreich sein können. Ab 2023 sind Betreuungsbehörden sogar verpflichtet, auf diese Hilfen hinzuweisen und sie bei Bedarf direkt zu vermitteln. Die wichtigsten „anderen Hilfen“ stellen wir genauer vor. Außerdem zeigen wir auf, wo Angehörige Rat bekommen, wenn sie sich Sorgen machen, überfordert sind oder mal jemanden zum Reden brauchen.

Unterstützung suchen

„Andere Hilfen" können eine Betreuung hinauszögern oder Betreute unterstützen. Besonders wichtig sind die Sozialarbeit der Kommunen und Behördenschreiben in verständlicher Sprache.

Für eine rechtliche Betreuung muss das Gericht erfahren, warum dieser Schritt notwendig ist. Vereinfacht ausgedrückt lautet die Begründung häufig: Die Person ist krank oder hat eine andere Einschränkung und ist deshalb mit dieser Aufgabe überfordert. Wichtige Fragen, die zu selten gestellt werden, sind an dieser Stelle: Lässt sich die Aufgabe vereinfachen? Und könnte bei bestimmten Problemen ein niedrigschwelliges Angebot helfen?

Leichte(re) Sprache

Der Klassiker sind Behördenschreiben. Für Nichtjuristen sind diese meist erst beim zweiten oder dritten Durchlesen zu verstehen. Schon gesunde Menschen fühlen sich davon leicht überfordert. Ist eine Einschränkung vorhanden, sind die Betroffenen oft chancenlos. Theoretisch gibt es dafür eine Lösung: leichte beziehungsweise einfache Sprache. Beides sind geschützte Begriffe, die das Gleiche in unterschiedlichen Abstufungen meinen (siehe Kasten rechts).

Einfache oder bürgernahe Sprache wäre gut geeignet, um Behördenschreiben für die meisten Menschen verständlich zu gestalten. Bisher hängt Deutschland aber im internationalen Vergleich deutlich hinterher. Es gibt nur wenige Textbausteine für juristisch korrekte und trotzdem gut verständliche Texte, und diese werden meist nicht standardmäßig verwendet.

Doch Deutschland hat sich verpflichtet, dass jeder Mensch die an ihn gerichteten Schreiben verstehen können soll. Wenn also das Sozialamt, die Rentenkasse oder die Krankenversicherung einen Brief schickt und Sie oder Ihr Angehöriger diesen nicht komplett verstehen, dann haben Sie ein Recht nachzufragen. Machen Sie davon Gebrauch! Das ist sinnvoll, denn:

- Wenn Sie nicht fragen, geht die andere Seite davon aus, dass alles klar ist. Machen Sie einen Fehler, müssen Sie womöglich die Konsequenzen tragen.
- Wenn nie jemand nachfragt, dann wird sich an den komplizierten Formulierungen so schnell nichts ändern.

Sie können auch um ein Begleitschreiben in einfacher oder leichter Sprache bitten. In manchen Institutionen müssen Sie das für jedes Schreiben einzeln tun, bei anderen können Sie einmalig einen Antrag stellen und bekommen bis auf Widerruf alle folgenden Schreiben mit Begleitschreiben. Die Dokumente sind dann oft mit dem Hinweis versehen, dass sie der besseren Verständlichkeit dienen und das Originalschreiben die gültige (und rechtssichere) Version darstellt. Aber das macht ja nichts.

Kommunale Sozialarbeit

In allen Kommunen gibt es einen sozialen Dienst. Die Mitarbeiterinnen und Mitarbeiter sollen ganzheitliche Hilfe für Menschen leisten, die Schwierigkeiten in ihrem Alltag haben. Man kann sich die Arbeit ein wenig wie ein soziales Pendant der Hausarztpraxis vorstellen: Wer ein Problem hat, geht dorthin, bekommt Hilfe und wird bei Bedarf an Spezialisten weitervermittelt. Typische Aufgaben der Sozialarbeit sind:

- konkrete Hilfestellungen und Vermittlung in schwierigen Lebenssituationen, etwa bei chronischen Erkrankungen, Behinderungen oder gesundheitlichen Problemen im Alter
- Beratung zu existenzsichernden Leistungen: Grundsicherung und Hartz IV
- Vermittlung von finanziellen Mitteln von Stiftungen oder Vereinen
- Unterstützung bei der Durchsetzung von Ansprüchen gegenüber Behörden
- Hilfe beim Abbau von Schulden
- Vermittlung von spezialisierten Fachdiensten wie Suchtberatung oder Sozialpsychiatrischem Dienst
- Entwicklung von Strukturen, die im persönlichen Alltag weiter unterstützen

Gut zu wissen

„Einfache Sprache" meint eine vereinfachte Version des Deutschen mit weniger Fachwörtern. Eine Variante ist die „bürgernahe" Sprache, die sich eignet, damit möglichst viele Menschen Behördenschreiben gut verstehen. „Leichte Sprache" ist noch leichter und soll auch für Menschen mit geistigen Einschränkungen, starker Leseschwäche oder Personen, die gerade erst Deutsch lernen, verständlich sein. Die Anwendung folgt festen Regeln. Zum Beispiel sind Fachwörter tabu, viele Begriffe werden erklärt, und lange Wörter werden durch den sogenannten Mediopunkt optisch in ihre Bestandteile zerlegt. Im Gegensatz zur bürgernahen Sprache finden deutsche Muttersprachler die leichte Sprache oft zu ausschweifend und unkonkret. Millionen Menschen haben aber nur damit eine Chance, offizielle Texte zu begreifen. Auch Personen mit Demenz verstehen diese häufig noch. Texte in leichter Sprache anzubieten ist als Teil der UN-Behindertenrechtskonvention auch für Deutschland verpflichtend – auf staatlicher Ebene ist es stufenweise bereits üblich.

Angegliedert sind die Sozialdienste häufig ans Jugendamt, manchmal auch ans Sozial- oder Gesundheitsamt. Die Hilfestellungen sind deutschlandweit unterschiedlich, aber eine gewisse Unterstützung müssen staatliche Stellen überall leisten, da sie dazu gesetzlich verpflichtet sind. Die Beratungen sind kostenlos und vertraulich, auf Wunsch auch anonym. Sie müssen unabhängig von Weltanschauung und Religion erfolgen.

Die finanziellen Optionen der Städte und Kommunen sind allerdings sehr unterschiedlich. Häufig ist der Bedarf größer als der Stellenumfang. Daher kann es sein, dass Sie eine Weile auf eine Beratung warten müssen. Es ist aber trotzdem sinnvoll, diese einzufordern, insbesondere wenn sich Schulden ansammeln, die Finanzierung des Lebensunterhalts schwierig ist, wenn es psychische Probleme gibt oder Ämter Leistungen verweigern, auf die eigentlich ein Anspruch besteht.

Wohlfahrtsverbände und Vereine

Verschiedene Wohlfahrtsverbände und Vereine sind wichtige Partner in der Sozialarbeit. Die gemeinnützigen Organisationen befinden sich in freier Trägerschaft und haben sich meist aus humanitären oder religiösen Gründen verpflichtet, Menschen in Not zu helfen. Diese Hilfe ist in der Regel kostenlos. Sie wird teils von staatlichen Zuwendungen, teils von Spenden finanziert. Außerdem unterstützen Hunderttausende Ehrenamtliche die Verbände und Vereine.

Die sechs großen Spitzenverbände sind die Arbeiterwohlfahrt, die Caritas, der Paritätische Wohlfahrtsverband, das Rote Kreuz, die Diakonie und die Zentralwohlfahrtsstelle der Juden. Relativ neu existiert An-Nusrat, ein gemeinnütziger Wohlfahrtsverband der Muslime in Deutschland. Sie alle unterhalten örtliche Stellen und bieten dort neutrale Beratungen und Hilfestellungen an, unter anderem Seelsorge, Schuldnerberatung, psychologische Beratung sowie Hilfe für Jugendliche, Senioren und bei der Integration. Auch anonyme Online-Beratungen sind mittlerweile oft möglich.

Die Hilfen können eine rechtliche Betreuung deutlich einfacher machen und teils sogar vermeiden, wenn Sie die passende Hilfe für die entsprechende Lebenssituation finden und in Anspruch nehmen. Von den verschiedenen Möglichkeiten möchten wir zwei Beispiele herausgreifen, die eine sehr gute Hilfe darstellen können und längst nicht jedem bekannt sind:

1. **Formularlotsen** helfen beim Ausfüllen von Formularen und Anträgen und übernehmen teils auch kleine Botengänge, etwa um den ausgefüllten Antrag direkt beim zuständigen Amt einzuwerfen. Die ehrenamtliche Hilfe ist am meisten verbreitet in Niedersachsen, doch auch andere Bundesländer ziehen nach. Fragen Sie bei Bedarf bei einem Wohlfahrtsverband Ihres Vertrauens nach, ob es in Ihrer Region Formularlotsen gibt.

Jeder Mensch hat Anspruch auf kostenfreie Hilfe durch einen Sozialpsychiatrischen Dienst. „Aufsuchende Hilfen" sind ein wichtiger Teil der Arbeit der Mitarbeitenden, damit auch diejenigen Hilfe erhalten, die sie sich nicht aktiv suchen. Mit dem Dienst können Betroffene oft zum ersten Mal ihre Probleme besprechen. Außerdem erfahren sie, welche Hilfsangebote es gibt, und werden auf Wunsch unkompliziert vermittelt. Wichtig zu wissen: Niemand ist gezwungen, die Vorschläge umzusetzen. Außerdem unterliegen die Mitarbeitenden grundsätzlich der Schweigepflicht.

2 **Der Sozialpsychiatrische Dienst** der Kommunen bietet deutschlandweit Erstberatungen und -hilfe bei psychischen Erkrankungen und daraus entstehenden Problemen an. Speziell geschulte Mitarbeitende kennen sich etwa mit Suchterkrankungen oder der Gerontopsychiatrie aus, also seelischen Erkrankungen, die typischerweise bei älteren Menschen auftreten. Neben Betroffenen können sich beispielsweise auch Angehörige, Freundinnen, Nachbarn oder Kolleginnen an den Sozialpsychiatrischen Dienst wenden. Nach einer Erstberatung hilft dieser auf Wunsch dabei, weitere Schritte zu koordinieren, vermittelt zu Spezialisten, macht Hausbesuche und bietet teils auch Gruppenangebote an. Kontakt zum örtlichen Sozialpsychiatrischen Dienst vermitteln Wohlfahrtsverbände oder das örtliche Gesundheitsamt, dessen Adresse unter tools.rki.de/plztool zu finden ist.

Wenn Sie unsicher sind, welche Hilfen es bei Ihnen vor Ort gibt und was für Sie nützlich wäre, dann wenden Sie sich am besten an den örtlichen Sozialdienst oder einen Wohlfahrtsverband, der Ihnen sympathisch erscheint, und fragen Sie dort unverbindlich nach. Sie müssen kein Mitglied sein oder werden. Alle Wohlfahrtsverbände bieten ihre Hilfe für alle Menschen an.

Sonstige Alternativen

Manchmal kommt es nur deshalb zu einer rechtlichen Betreuung, um eine Unterbringung oder eine Fixierung gerichtlich zu erwirken, weil Angehörige sich einfach nicht anders zu helfen wissen. In bestimmten Fällen mag das die einzige Lösung sein, zumal Betreuende bis zu einem gewissen Grad für die Sicherheit der betreuten Person verantwortlich sind. Doch oft sind einfache und frühere Alternativen besser geeignet, um ein Problem zu lösen oder Gefahren zu mildern. Der Ansatz, auf freiheitsentziehende Maßnahmen und Fixierungen möglichst zu verzichten, wird auch „Werdenfelser Weg“ genannt – nach der Region Werdenfelser Land in Bayern, wo das Konzept entwickelt wurde. Hierbei soll nicht allein die Sicherheit das weitere Vorgehen bestimmen, sondern es sollen verschiedene Aspekte berücksichtigt werden, um eine möglichst optimale, individuelle Lösung zu finden. Falls Sie eines der folgenden Probleme zu lösen haben, hilft vielleicht eine dieser alternativen Maßnahmen:

Alternativen zum Bettgitter: Wenn ältere Menschen gefährdet sind, nachts aus dem Bett zu rollen und sich zu verletzen, wird häufig ein Bettgitter angebracht. Dann können sie nicht mehr rausrollen, oft aber auch nicht selbstständig auf die Toilette gehen. Dazu gibt es folgende Alternativen:

- **Bodenbett.** Was Kleinkinder lieben, stößt auch bei Senioren oft auf Zuspruch. Wenn Lattenrost und Matratze nur auf ganz niedrigen Füßen stehen, verursacht ein versehentliches Herausrollen keinen Schaden. Diese Variante ist sehr günstig, kommt allerdings nur für mobile Menschen infrage, da das Aufstehen vom Bodenbett schwieriger ist als aus einem Bett in Normalhöhe.
- **Breites Bett.** Manchmal hilft ein normalhohes Bett von 1,60 Meter Breite oder ein allein genutztes Ehebett, um die Rausfallgefahr zu minimieren.
- **Niederflurbett.** Diese Betten lassen sich zum Schlafen nach unten absenken und zum Aufstehen wieder hochfahren. Sie sind vergleichsweise teuer, lassen sich aber teilweise von Sanitätsfachgeschäften für eine geringe Gebühr ausleihen und mit der eigenen Matratze nutzen. Fragen Sie bei Interesse bei der zuständigen Kranken- oder Pflegekasse nach, welche Möglichkeiten es gibt.
- **Geteiltes Bettgitter.** Wenn es ein Bettgitter sein soll, denken Sie über eine Variante mit Aussteigelücke nach. Dann ist Rausfallen nahezu unmöglich, aber wer wach ist, kann allein aufstehen.

Demenzfreundlich gestalten: Nicht immer müssen Demenzerkrankte in ein geschlossenes Heim eingewiesen werden, wenn sie Gefahren nicht mehr richtig einschätzen können. Fürs Erste reichen oft Hilfsmittel oder kleine Umbauten zu Hause. Hier ein paar Beispiele:

- **Sicherheitsmechanismen**, vor allem: Sicherung am Herd, damit dieser sich automatisch nach einer festgelegten Zeit abschaltet, und automatische Wasserabschaltung im Bad, wenn eine gewisse Wasserhöhe im Waschbecken oder in der Badewanne erreicht ist.
- **Freie Laufstrecken**, um (nächtlichen) Bewegungsdrang auszuleben.
- **Angst im Dunkeln** durch Nachtleuchten und/oder Bewegungssensoren reduzieren.
- **Spiegel abhängen,** damit Betroffene keine Angst vor sich selbst haben.

- **Für gute Kontraste sorgen,** etwa zwischen Wänden und Türen oder Esstisch und Geschirr. Ein roter Punkt auf dem WC-Kasten erinnert ans Abziehen.
- **Türen deutlich beschriften,** sodass klar ist, was sich dahinter befindet, also etwa Bad, Küche etc. Die Ausgangstür „verkleiden", etwa mit einem Poster.
- **Große und schalldichte Fenster einbauen.** So profitieren Betroffene vom Blick nach draußen und werden nicht vom Lärm gestört, den sie oft nicht mehr zuordnen können. Die Kreditanstalt für Wiederaufbau zahlt dafür Zuschüsse. Details auf kfw.de.

Sturzgefahr: Oft ist die Angst zu stürzen Teil eines Teufelskreises. Senioren bewegen sich deshalb weniger, wodurch Muskelmasse und Beweglichkeit abnehmen, was wiederum die Sturzgefahr erhöht. Manchmal hilft nur ein Gehtisch, in den Betroffene festgeschnallt werden, sodass sie gar nicht stürzen können. Mit folgenden Maßnahmen lässt sich dieser Schritt oft hinauszögern oder sogar vermeiden:

- **Muskelkraft und Gleichgewicht trainieren.** Spezielle Angebote für ältere Menschen erzielen gute Ergebnisse. Nicht nur die Sturzgefahr wird gesenkt, sondern auch die allgemeine Lebensqualität erhöht. Die Hausarztpraxis kann etwas Passendes verschreiben.
- **Stolperfallen und Schwellen beseitigen.** Wo nicht möglich, markieren Sie diese deutlich, damit die Gefahr auch mit eingeschränkter Sehfähigkeit sichtbar ist. Dafür eignen sich hochwertige farbige/reflektierende Klebefolien.
- **Für gute Beleuchtung sorgen.** Ersetzen Sie alte Funzeln durch moderne LEDs. Die leuchten schön hell, verbrauchen weniger Strom und sorgen auch bei Demenz für weniger Unsicherheit. Optisch angenehm sind warmweiße LEDs von etwa 2500 bis 3300 Kelvin.
- **Stabile Haltegriffe anbringen** in Badewanne/Dusche, im Flur und an jeder Treppe, um sich zur Not abfangen zu können. Sie können an weiteren Stellen sinnvoll sein, etwa an Außenwänden.
- **Rutschfeste Hausschuhe,** die gut sitzen, reduzieren die Sturzgefahr. Sie sind meist besser als Stoppersocken.
- **Ein Hocker im Flur** hilft, um das Schuhwerk sicher zu wechseln.
- **Medikamente prüfen.** Manche erhöhen die Sturzgefahr. Fragen Sie in der Hausarztpraxis nach, ob ein Wechsel sinnvoll sein könnte.
- **Hilfsmittel nutzen.** Hüftprotektoren sind eine Art Unterwäsche mit weichen Polstern an den Seiten, die den Aufprall abfedern, falls es zum Sturz kommt. Ein Oberschenkelhalsbruch lässt sich damit häufig verhindern. Es gibt die Protektoren im Sanitätsfachgeschäft. Kranken- oder Pflegeversicherung zahlen meist Zuschüsse, wenn ein Arzt oder eine Ärztin die Notwendigkeit verschreibt.

Was kann die Vorsorgevollmacht?

Mit einer umfassenden Vorsorgevollmacht kann jeder Mensch selbst bestimmen, wer ihn rechtlich vertreten darf. Ein Gerichtsbeschluss ist somit meist unnötig.

Eine Vorsorgevollmacht gilt als gute Alternative zur gerichtlich festgelegten Betreuung. Erwachsene, die geschäftsfähig sind, können sie jederzeit aufsetzen und ändern und somit eine rechtliche Betreuung vermeiden. Die Vollmacht hat verschiedene Vorteile. Für die meisten Menschen sind zwei Punkte am wichtigsten.

1. Ich kann selbst festlegen, wer mich vertreten darf.
2. Meine Bevollmächtigten dürfen mich – wenn ich das festlege – im Alltag unterstützen, weil es eine Erleichterung darstellt, und nicht erst, wenn ich mich aus medizinischen Gründen nicht mehr selbst kümmern kann.

Ob und wie umfangreich man eine Vorsorgevollmacht anlegt, ist eine persönliche Entscheidung. Es gibt in Deutschland keine Pflicht dazu, aber die Möglichkeit, eine oder mehrere Personen festzulegen, die als rechtliche Vertretung in bestimmten Lebensbereichen handeln dürfen. Das empfehlen der Gesetzgeber und verschiedene Verbraucherverbände, auch die Stiftung Warentest. Eine Vorsorgevollmacht muss allerdings rechtzeitig aufgesetzt werden. Wenn bereits ein Betreuungsverfahren läuft, weil eine Demenz weit fortgeschritten ist oder ein Mensch geschäftsunfähig ist, dann ist es zu spät. Ansonsten kann eine Vollmacht aber eine sinnvolle Alternative zur rechtlichen Betreuung sein.

Umfassende Vertretung

Die wichtigste Voraussetzung neben der eigenen Geschäftsfähigkeit ist Vertrauen. Wer eine Vorsorgevollmacht aufsetzt, sollte einer oder mehreren Personen so weit vertrauen können, dass diese im Bedarfsfall das eigene Leben organisieren dürfen. Viele setzen ihre Partner oder Kinder, eine gute Freundin oder einen guten Freund ein. Hilfreich ist es außerdem – wie bei der rechtlichen Betreuung auch –, wenn mindestens ein Bevollmächtigter in der Nähe wohnt. Wenn Sie überlegen, eine Betreuung zu übernehmen, dann könnte vielleicht auch eine Vollmacht eine Alternative sein.

Damit eine Vorsorgevollmacht in Deutschland ausreicht und keine gerichtlich festgelegte Betreuung nötig ist, muss die Vollmacht alle wichtigen Lebensbereiche umfassen. Dazu zählen üblicherweise die Bereiche Finanzen, Gesundheit, Wohnungsangelegenheiten und eine Vertretungserlaubnis gegenüber Behörden, Versicherungen und Pflegedienstleistern.

Kritisch sind Angaben zur Befugnis, freiheitsbeschränkende Maßnahmen oder eine Unterbringung zu erlauben. Denn ein Freiheitsentzug – und darum handelt es sich im juristischen Sinne – bedarf in Deutschland immer einer richterlichen Erlaubnis. Sollte diese Entscheidung anstehen, benötigt also auch eine bevollmächtigte Person die Genehmigung eines Betreuungsgerichts, um eine geschlossene Unterbringung oder eine Fixierung durchzusetzen. Wer auf Nummer sicher gehen will, kann in der Vollmacht klarstellen, dass die bevollmächtigte Person als Betreuer oder Betreuerin eingesetzt werden soll, falls die Vollmacht nicht ausreichen sollte und doch ein Betreuungsverfahren eingeleitet wird.

In der Vorsorgevollmacht lässt sich genau festlegen, wer wann was darf. Für einzelne Lebensbereiche können Sie konkrete Wünsche und Befugnisse bestimmen und dafür einen oder mehrere Bevollmächtigte ihres Vertrauens einsetzen. Vollmachtgeber dürfen Einschränkungen festlegen, in welchen Bereichen sie explizit keine gesetzliche Vertretung erlauben. Und sie können festlegen, ab wann und wie lange die Vollmacht gültig sein soll.

Gut zu wissen

Für eine Vorsorgevollmacht ist man als Erwachsener nie zu jung. Schon unter 30-Jährige können eine Vollmacht aufsetzen. Schließlich kann ein Unfall oder eine unvorhergesehene Erkrankung potenziell jede und jeden treffen. Sobald eine Vollmacht aufgesetzt ist, sollten Sie regelmäßig überprüfen, ob sie noch Ihren Vorstellungen entspricht. Schließlich kann sich das Leben ebenso ändern wie Ihre persönlichen Wünsche. Außerdem ist wichtig zu wissen, dass Vollmachten im Ausland oft nicht gültig sind. Wer ins Ausland ziehen will, muss sich mit den Gesetzen vor Ort befassen.

Dauer der Gültigkeit

Der Anfang und das Ende einer Vollmacht sind zwei entscheidende Punkte. Über den Anfang machen sich viele Menschen, die eine Vollmacht aufsetzen, ihre Gedanken: Soll die Vollmacht

- sofort gültig sein?
- erst ab dem Eintritt bestimmter Bedingungen greifen, etwa wenn Sie zum Entscheiden nicht mehr in der Lage sind?

Sie können das als Vollmachtgeber frei entscheiden. Manche Menschen bestimmen

Sie können auch Einzelvollmachten für bestimmte Lebensbereiche erteilen und andere Bereiche bewusst offenlassen. Damit lässt sich bewirken, dass – falls eine gesetzliche Vertretung in einem der ungeregelten Bereiche nötig wird – eine Betreuungsperson bestimmt und vom Gericht kontrolliert wird. Der Haken ist, dass eine künftige Betreuungsperson dann womöglich auch das Recht haben wird, die Einzelvollmachten zurückzunehmen.

auch, dass zum Nachweis ein ärztliches Attest nötig ist, bevor die Vollmacht gültig wird. In jedem Fall braucht die bevollmächtigte Person die Vollmacht im Original, um handeln zu können. Eine Kopie reicht nicht.

Außerdem sollten Sie festlegen, wie lange die Vorsorgevollmacht gültig sein soll. Viele Menschen gehen davon aus, dass diese automatisch mit dem Tod erlischt. Das ist aber nicht unbedingt korrekt und auch nicht die beste Variante. Denn das würde bedeuten, dass die bevollmächtigte Person unmittelbar nach dem Tod des betroffenen Menschen nicht mehr mit dessen Bank oder der Versicherung kommunizieren darf, selbst wenn noch wichtige Dinge zu erledigen sind. Das müssten dann die Erben machen. Aber bis die feststehen, kann es manchmal lange dauern.

Daher ist es sinnvoll, in der Vollmacht festzulegen, dass diese auch nach dem Tod noch in Kraft bleibt, bis ein Erbe sie widerruft. Somit ist ein nahtloser Übergang gewährleistet. Als Vollmachtgeber dürfen Sie diese übrigens jederzeit ändern oder widerrufen, solange Sie entscheidungsfähig sind. Die alte Vollmacht sollten Sie dann vernichten, damit es immer nur eine Version gibt.

Vollmacht und Betreuung im Vergleich

Gesetzgeber und Verbraucherschützer halten die Vorsorgevollmacht in vielen Fällen für die bessere Alternative gegenüber einer gerichtlich festgelegten Betreuung. Jeder Mensch kann für sich selbst eine Vertretung bestimmen, und diese kann im Bedarfsfall ohne langes Gerichtsverfahren so handeln wie abgesprochen. Dennoch muss das nicht in jedem Einzelfall die beste Option sein. Die nebenstehende Tabelle fasst noch einmal die jeweiligen Besonderheiten beider Möglichkeiten zusammen.

Betreuungsverfügung

Falls Sie für sich selbst Einzelvollmachten für bestimmte Lebensbereiche oder gar keine Vorsorgevollmacht ausstellen wollen, ist eine Betreuungsverfügung sehr ratsam. Darin können Sie festlegen, wen das Gericht

Vorsorgevollmacht versus Betreuung

Ob eine Vorsorgevollmacht oder eine rechtliche Betreuung die beste Option darstellt, hängt von der Lebenssituation und den eigenen Vorstellungen ab. Ein Vergleich.

	Vollmacht	Betreuung
Festgelegt von …	der Person, um deren Leben es geht.	einem Betreuungsgericht.
Gültig ab …	einem individuell festgelegten Zeitpunkt.	dem Moment, in dem das Gericht eine gesetzliche Vertretung für nötig hält.
Gültig bis …	die betroffene Person sie widerruft oder bis zum Tod oder darüber hinaus.	das Gericht die Betreuung widerruft oder bis zum Tod.
Lebensbereiche	Individuell von der vollmachtgebenden Person festgelegt.	Vom Gericht festgelegt.
Größter Vorteil	Unterstützung ist wie gewollt jederzeit möglich.	Das Gericht kontrolliert alle Betreuer regelmäßig.
Größter Nachteil	Die Vollmacht wird gegebenenfalls nicht anerkannt, falls sie rechtlich unsauber formuliert ist.	Das Betreuungsverfahren kann sich über einige Monate ziehen. Solange es keine medizinische Eile gibt, ist in dieser Zeit keine Unterstützung durch eine rechtliche Vertretung möglich.
Voraussetzung	Es gibt mindestens eine Vertrauensperson, die als Bevollmächtigte infrage kommt.	Ein Betreuungsgericht bestätigt die Notwendigkeit.

zum Betreuer oder zur Betreuerin ernennen soll, falls es nötig wird. So können Sie mitbestimmen, aber trotzdem sicher sein, dass eine Betreuung nur im Notfall eingerichtet wird und das Gericht dann alle Schritte kontrolliert. Alternativ können Sie auch nur bestimmte Personen aus Ihrem Umfeld als potenzielle Betreuende ausschließen.

Wenn Sie planen, bald beispielsweise eine Betreuung für Ihre Mutter zu übernehmen, Ihr Vater aber noch fit ist, können Sie gemeinsam überlegen, ob er zeitnah eine

Gut zu wissen

Obwohl sie es eigentlich müssen, akzeptieren viele Banken keine allgemeinen Vollmachten, sondern nur ihr jeweils hauseigenes Formular. Um Diskussionen zu vermeiden, können Sie sich rechtzeitig die Formulare aller Banken besorgen, bei denen ein Konto oder ein Depot existiert, und damit zusätzlich die gesetzliche Vertretung einrichten. Sollte es dafür zu spät sein und die Bank eine allgemeine Vollmacht nicht anerkennen, dann weisen Sie – eventuell mit anwaltlicher Unterstützung – darauf hin, dass Vollmachten laut BGB formlos gültig sind. Es gibt Urteile dazu, dass Banken eine normale, nicht hauseigene und nicht beglaubigte Vollmacht anerkennen müssen. Schalten Sie eine Ombudsperson ein, wenn die Bank sich weiterhin querstellt.

Betreuungsverfügung oder eine Vorsorgevollmacht aufsetzen möchte. So können Sie im Bedarfsfall später beide im Alltag unterstützen.

Patientenverfügung

Zusätzlich zu einer Vorsorgevollmacht oder Betreuungsverfügung kann eine Patientenverfügung sehr sinnvoll sein. Darin können Sie konkrete Behandlungswünsche festlegen. Das ist auch für junge Erwachsene schon ratsam.

Wenn Sie für sich oder Ihre Eltern eine Patientenverfügung aufsetzen wollen, dann bedenken Sie Ihre individuelle gesundheitliche Situation. Sollten Sie eine chronische Krankheit haben oder bestimmte Erkrankungen wie Demenz, Herzinfarkt oder Schlaganfall in Ihrer Familie besonders häufig vorkommen, dann ist eine Patientenverfügung unbedingt zu empfehlen. Darin können Sie dann explizit für Situationen, die bei Ihnen wahrscheinlicher als bei der Durchschnittsbevölkerung auftreten können, Ihre Behandlungswünsche festlegen.

Die Formulierungen in einer Patientenverfügung sollten Sie grundsätzlich mit großer Sorgfalt auswählen und unbedingt alle paar Jahre kontrollieren. Lassen Sie beim Aufsetzen unterhalb Ihrer Unterschrift ausreichend Platz. Dann können Sie später, wenn Sie weiterhin einverstanden sind, mit aktuellem Datum erneut unterschreiben. So sehen Ärztinnen und Ärzte bei Bedarf, dass Sie sich regelmäßig mit Ihren notierten Wünschen befasst und diese bestätigt haben. Dann kann das medizinische Personal sich guten Gewissens an Ihre Wünsche halten, weil es sieht, dass diese noch aktuell sind. Sollten sich Ihre Ansichten ändern, müssen Sie die Patientenverfügung selbstverständlich schnellstmöglich ändern und die alte Verfügung vernichten.

Sie können in einer Patientenverfügung auch festlegen, welche Form von Seelsorge und Begleitung Sie sich wünschen, falls Sie schwer erkranken oder wenn Sie sich aller Voraussicht nach im Sterbeprozess befinden. Details zu Organspende und Sterbehilfe sind ebenfalls möglich. Auch wenn das schwerfällt: Wenn Sie in gesunden Jahren bei klarem Verstand Vorsorge treffen, haben Sie sehr gute Chancen, dass Ihren Wünschen auch dann entsprochen wird, wenn Sie sie nicht mehr äußern können.

Nehmen Sie sich Zeit

Den meisten Menschen fällt es schwer, sich mit Krankheit und Tod auseinanderzusetzen. Um das emotional zu schaffen, ist eine Ruhephase hilfreich. Vielleicht können Sie sich demnächst mal eine Woche Urlaub nehmen, mit einer Freundin oder einem Freund für ein paar Tage in die Berge oder ans Meer fahren und gemeinsam überlegen und besprechen, was Ihnen wichtig ist und was Sie in Ihre Patientenverfügungen schreiben wollen. Wenn Sie überlegen, demnächst eine rechtliche Betreuung zu übernehmen, dann sprechen Sie am besten mit der betroffenen Person auch über deren Wünsche. Dann lassen Sie sich beraten und setzen das Schriftstück auf. Den meisten Menschen tut es gut, wenn dieser Schritt erledigt ist.

Verfügungen rechtssicher erstellen

Eine Vollmacht hilft nur dann, wenn sie im Bedarfsfall auch anerkannt wird. Sie sollte daher juristisch wasserdicht sein.

Eine Vorsorgevollmacht muss sich an kein festes Schema halten. Damit sie aber später akzeptiert wird, ist es sinnvoll, sich an einem juristisch wasserdichten Aufbau zu orientieren. Dafür ist es zunächst wichtig zu wissen, dass eine Vollmacht immer aus zwei Teilen bestehen sollte: einer Außen- und einer Innenverhältnisregelung. Egal, ob Sie selbst eine Vollmacht ausstellen wollen oder als Bevollmächtigte eingesetzt werden sollen – überprüfen Sie, ob Folgendes bedacht wurde.

Die Außenverhältnisregelung ist im Grunde genommen die eigentliche Vollmacht. Darin ist festgelegt, wer welche Befugnisse nach außen bekommt, beispielsweise gegenüber Behörden, Banken oder medizinischem Personal.

In der Innenverhältnisregelung stehen bestimmte Vorgaben für die bevollmächtigte Person, sie regelt also das interne Verhältnis zwischen Ihnen beiden. Dort lässt sich beispielsweise festlegen, ob nur eine Person als Vertretung in allen Belangen bestimmt wird – oder ob verschiedene Leute sich um unterschiedliche Lebensbereiche kümmern sollen, in denen sie sich etwa aufgrund ihrer beruflichen Ausbildung besonders gut auskennen. Außerdem lässt sich im Innenverhältnis erlauben, weitere Untervollmachten zu vergeben. Das ist zum Beispiel sinnvoll, damit ein Notar für bestimmte Geschäfte bestellt werden darf.

Vertrauenspersonen einbeziehen

Um eine Vollmacht zu erstellen, brauchen Sie mindestens eine Person in Ihrem näheren Umfeld, der Sie vollständig vertrauen. Sinnvoll ist es, die Vertrauensperson oder -personen vorher zu fragen, ob sie als solche in einer Vollmacht genannt werden wollen und sich die gesetzliche Vertretung im Bedarfsfall zutrauen würden.

Nutzen Sie ein entsprechendes Gespräch außerdem, um über Ihre jeweiligen Wünsche und Ängste zu sprechen. Im normalen Alltag redet man nicht unbedingt darüber, wie man sich sein Leben vorstellt, falls man einen schweren Unfall haben oder an einer Demenz erkranken sollte. Oder welche Verantwortung man als Bevollmächtigte nicht übernehmen möchte. Doch für beide Seiten ist es gut, das zu klären. Der Vollmachtgeber bürdet dann niemandem etwas auf, was dieser nicht tragen möchte, und die bevollmächtigte Person weiß in einer entsprechenden Situation, wie sie handeln sollte, um den Wünschen zu entsprechen.

Vordrucke und Beratung nutzen

Um Vollmachten und Verfügungen rechtssicher zu erstellen, empfehlen wir, passende Vordrucke zu nutzen. Einfache Beispielformulare gibt es kostenlos, etwa vom Bundesministerium der Justiz auf bmj.de.

Sie können auch Vordrucke mit ausführlicher Ausfüllhilfe verwenden, die alle Punkte noch mal erläutern. Ein entsprechendes Vorsorge-Set – für die rechtssichere Erstellung einer Vorsorgevollmacht sowie von Patientenverfügung, Betreuungsverfügung und Testament – bietet auch die Stiftung Warentest an unter test.de/shop.

Falls Sie eine Patientenverfügung erstellen wollten, sollten Sie sich vorher beraten lassen, da eine unsauber formulierte Verfügung für medizinisches Personal keine Hilfe ist. Hier gibt es drei Möglichkeiten:

1. **Kostenfreie Beratungen.** Solche bieten die örtlichen Betreuungsvereine an. Auch ein Gespräch mit Ihrem Hausarzt oder Ihrer Hausärztin ist häufig ohne private Kosten möglich und kann sinnvoll sein, um Erkrankungen oder persönliche Risiken zu berücksichtigen.

Beim Zentralen Vorsorgeregister der Bundesnotarkammer sollten Sie alle Vollmachten und Verfügungen eintragen lassen. Kliniken und Gerichte können dort im Bedarfsfall schnell nachfragen, ob und was Sie verfügt haben. So gehen Sie sicher, dass Ihre Wünsche gefunden und befolgt werden. Eine Registrierung kostet einmalig ab 13 Euro. Damit sind die dauerhafte Hinterlegung sowie sämtliche weitere Kosten wie die Anfragen durch Kliniken oder Gerichte gedeckt. Zusätzlich empfehlen sich die App „Notfall-ID" und ein Zettel mit Notfallkontakten im Portemonnaie.

2. **Beratung bei Verbraucherzentralen.** Eine individuelle Beratung durch Honoraranwälte ist bei den Verbraucherzentralen der Länder möglich. Die Beratungen werden staatlich bezuschusst und kosten daher in der Regel nur zwischen 20 und 60 Euro pro Stunde je nach Ort und Aufwand – nur in Einzelfällen können bis zu 100 Euro pro Stunde fällig werden. Die Beratung ist telefonisch oder vor Ort möglich. Kontaktdaten für Ihr jeweiliges Bundesland finden Sie im Internet auf verbraucherzentrale.de.
3. **Anwaltliche Beratung.** Bei hohem Vermögen oder komplizierten Familienverhältnissen kann eine Beratung durch einen spezialisierten Rechtsanwalt oder eine Rechtsanwältin sinnvoll sein. Das ist in der Regel die teuerste Variante. Eine Erstberatung kostet mehrere Hundert Euro. Sie können sich einen Kontakt bei einem auf Vorsorge spezialisierten Verein vermitteln lassen: Die Deutsche Vereinigung für Vorsorge und Betreuungsrecht erreichen Sie auf dvvb.de, den Vorsorgeanwalt e. V. auf vorsorgevollmacht-anwalt.de.

Vorsorgevollmachten, die die Verwaltung eines hohen Vermögens ermöglichen, sollten Sie am besten beglaubigen lassen. Das geht bei einem Notar oder einer Betreuungsbehörde. Die Beglaubigung ist sogar Pflicht, falls Sie der bevollmächtigten Person gestatten wollen, später Ihre Immobilie zu verkaufen oder Kredite in Ihrem Namen aufzunehmen.

Grundsätzlich ist eine Beglaubigung nicht vorgeschrieben. Die Erfahrungen zeigen aber, dass eine beglaubigte Vollmacht bei Rechtsgeschäften einen höheren Stellenwert hat. Die Kosten einer Beglaubigung sind abhängig vom zu verwaltenden Vermögen. Bei einem Vermögen von 250 000 Euro kostet eine notarielle Beglaubigung beispielsweise etwa 350 Euro.

Rat und Hilfe für Angehörige

Wer einen geliebten Menschen unterstützt, braucht auch selbst mal Hilfe. Verschiedene Akteure leisten hier wertvolle Arbeit.

Wenn Sie einen Angehörigen oder eine Freundin in rechtlichen Angelegenheiten vertreten oder einfach so regelmäßig unterstützen, kann das sehr anstrengend sein. Der Schriftverkehr kostet Zeit und manchmal auch viele Nerven. Hinzu kommen für viele Angehörige noch Botengänge, Hilfe im Haushalt oder Pflegetätigkeiten. Im Idealfall machen Sie das alles gerne, aber anstrengend ist es trotzdem.

Daher ist es wichtig, dass Sie auch Ihr eigenes Wohlbefinden im Blick haben und sich – wo möglich – ebenfalls Hilfe suchen. Das kann praktische Unterstützung bei der Hausarbeit, der regelmäßige Austausch mit anderen Betreuungspersonen oder eine wohltuende Auszeit zum Krafttanken sein. Vielleicht auch von allem etwas.

Die eigene Lage einschätzen

Stellen wir uns Folgendes vor: Sie haben die rechtliche Betreuung für Ihre Mutter übernommen. Natürlich erledigen Sie auch Ihre eigenen Angelegenheiten inklusive Haushalt, sind vielleicht noch berufstätig, und so ganz selbstständig sind die Kinder auch noch nicht. Ab und zu möchten Sie natürlich auch noch etwas Zeit mit dem oder der Liebsten verbringen. In einer solchen Konstellation versuchen Sie vermutlich, allen Parteien gerecht zu werden. Die spannende Frage ist: Sind Sie selbst auch eine Partei?

Haben Sie noch Zeit dazu, sich ab und zu eine Auszeit zu nehmen? Wann haben Sie sich zuletzt mit einer guten Freundin getroffen und entspannt gequatscht? Bekommen Sie so viel Schlaf, wie Sie brauchen?

Angehörige, die eine rechtliche Betreuung übernehmen oder ihre Eltern pflegen (oder beides), können bei solchen Fragen oft nur müde lächeln. Wie soll das gehen?!

Das Problem ist: Wer sich zu sehr für andere aufopfert, wird meist selbst irgendwann krank. Oft ist es eine schleichende Entwicklung, die man erst mal gar nicht bemerkt, weil der Zustand von körperlicher und geistiger Erschöpfung zur Normalität wird. Dann fallen häufig soziale Aktivitäten weg, weil dafür keine Zeit bleibt, und somit fehlen auch die kleinen Inseln im Alltag, um wieder Kraft zu tanken. Folgende Signale sind keineswegs normal, sondern ein Anzeichen für eine zu hohe Belastung:

- häufige Kopf-, Rücken- oder Gelenkschmerzen
- dauerhaft erhöhter Blutdruck oder starke Schwankungen
- häufige Magen-Darm-Beschwerden

- Schlafstörungen
- Herz-Rhythmus-Störungen
- ungewöhnlich geringer Appetit oder Heißhungerattacken
- lange Grübelphasen ohne Ergebnis
- ein Gefühl permanenter Überforderung, eventuell begleitet von plötzlich auftretenden Angstschüben
- völlige Antriebslosigkeit in den seltenen Ruhephasen

Kommt Ihnen davon etwas bekannt vor? Wenn einzelne Punkte nur mal kurz zwischendurch auftreten und dann wieder verschwinden, ist alles gut. Aber falls manche Symptome schon länger anhalten, ohne dass es dafür einen konkreten medizinischen Grund gibt, dann sollten Sie überlegen, ob Sie den Alltagsstress reduzieren können, um sich selbst zu schützen. Das kann gelingen, wenn Sie Unterstützung von außen zulassen. So stellen Sie sicher, dass Sie die rechtliche Betreuung und Ihren eigenen Alltag auch langfristig gesund erledigen können.

Gut zu wissen

Jeder Mensch hat eine individuelle innere Uhr. Das bezieht sich nicht nur auf die typischen Frühaufsteher und Langschläfer. Auch tagsüber gibt es Phasen, in denen man unterschiedlich produktiv ist. Beobachten Sie sich selbst. Schaffen Sie immer am späten Vormittag besonders viel? Oder eher direkt nach dem Aufstehen? Oder kommen Sie womöglich erst am späten Nachmittag so richtig in Form? Versuchen Sie, wenn möglich, Ihre alltäglichen Aufgaben auch an Ihrer inneren Uhr auszurichten. Wenn Sie nämlich die anspruchsvollen Aufgaben dann erledigen, wenn Sie gerade ein Hoch haben, und beispielsweise im Mittagstief eher simple Routine-Arbeiten erledigen, sind Sie insgesamt schneller fertig – mit besserem Ergebnis.

Konkrete Hilfe

Eine große Erleichterung kann eine Haushaltshilfe darstellen. Wenn die Basis an Putzarbeit erledigt ist, haben Sie schon mal eine bis mehrere Stunden pro Woche gewonnen. Das kann sowohl bei Ihnen zu Hause als auch bei der betreuten Person eine Option sein, falls Sie als Angehörige dort auch Reinigungsarbeiten erledigen.

Apropos Angehörige: Wenn Sie die einzige Person sind, die sich um die meisten organisatorischen Dinge kümmert, weil Sie das so gut können, es schon immer gemacht haben oder am nächsten bei den Eltern wohnen, dann überlegen Sie, ob das immer so weitergehen muss. Könnten Partner oder Geschwister nicht auch etwas übernehmen? Manche Dinge lassen sich auch gut aus der Ferne erledigen. Versuchen Sie, die anstehenden Aufgaben gerechter zu verteilen. Das gilt insbesondere, wenn Sie nun die Aufgaben der rechtlichen Betreuung übernehmen. Die Arbeit wird vermutlich erst mal nicht weniger werden.

Alternativ oder zusätzlich sollten Sie über technische Hilfen nachdenken. Vielleicht kommt ein Saugroboter infrage – für Sie und/oder die betreute Person. Oder ein Mähroboter. Beide kommen zwar nicht in alle Ecken, aber einen Großteil der Arbeit kann der kleine Helfer erledigen, während Sie etwas anderes tun. Zum Beispiel: sich eine kurze, wohlverdiente Auszeit nehmen.

Austausch suchen

Viele Angehörige, die einen Menschen betreuen und/oder pflegen, machen die Erfahrung, dass andere den Aufwand und das emotional aufreibende Auf und Ab nicht nachvollziehen können. Gleichzeitig fehlt manchmal die Kraft oder die Lust, ständig erklären zu müssen, was gerade vor sich geht. Vielleicht kümmern Sie sich auch um eine Person mit Demenz und sind selbst manchmal irritiert oder beschämt, wie diese sich gelegentlich verhält. Das kann insbesondere der Fall sein, wenn sich durch die Erkrankung nicht nur eine Hilfsbedürftigkeit einstellt, sondern sich auch das Wesen der geliebten Person verändert. Vor allem die Stimmungsschwankungen sind häufig schwer zu ertragen.

Dann kann es sehr wohltuend sein, sich mit anderen Angehörigen auszutauschen, die in einer ähnlichen Lebenslage sind. In vielen Regionen gibt es Selbsthilfegruppen für pflegende und/oder betreuende Angehörige. Erstere werden oft von Betroffenen gegründet, Letztere häufig von Betreuungsvereinen angeboten. Wer möchte, kann sich vor Ort mit Gleichgesinnten treffen, offen über Probleme oder Hilflosigkeit sprechen und wertvolle Tipps austauschen.

Eine passende Selbsthilfegruppe können Sie auf nakos.de suchen. In die Datenbank der Nationalen Kontakt- und Informationsstelle für Anregung und Unterstützung von Selbsthilfegruppen, kurz Nakos, können Sie Ort und Thema eingeben und sich bei Interesse beim genannten Ansprechpartner melden. Sollten Sie nichts finden, hilft Nakos bei der Gründung einer neuen Gruppe. Mancherorts gibt es auch Gruppen der Kontakt- und Informationsstelle für Selbsthilfegruppen, kurz Kiss. Geben Sie „kiss + Selbsthilfegruppe + Wohnort“ in eine Internetsuchmaschine ein.

Das geht mittlerweile auch oft online. Auf forum-betreuung.de können Sie mit anderen ehrenamtlichen Betreuungspersonen kommunizieren. Der Austausch mit pflegenden Angehörigen – ob mit oder ohne offizielle rechtliche Betreuung – ist etwa auf den Seiten elternpflege-forum.de oder pflegendeangehoerige.org möglich. Auf wegweiser-demenz.de, einer Website des Bundesfamilienministeriums, beantworten Fachkräfte Fragen zu Demenz, Pflege und Betreuung in einzelnen Unterforen.

Falls Sie sich von der Betreuung überfordert fühlen und gerne mit einem Profi darüber sprechen möchten, aber nicht zum Sozialdienst vor Ort gehen wollen, ist vielleicht die Website pflegen-und-leben.de die richtige Anlaufstelle. Dort können Sie sich telefonisch, per Audio- oder Videochat kostenlos von geschulten Psychologinnen beraten lassen, wenn die Versorgung eines geliebten Menschen zur Belastung wird. Auf Wunsch geht das auch anonym.

Die Beraterinnen sind auf schwierige Situationen im Betreuungs- und Pflegealltag spezialisiert und bieten urteilsfreie Hilfe. Sie erklären insbesondere Wege zur Stressbewältigung und Konfliktregulierung und finden manchmal Ideen und Lösungsansätze, wo alle Bemühungen bisher ausweglos erschienen. Das Angebot wird von vier Pflegekassen finanziert und steht gesetzlich Versicherten daher kosten- und werbefrei zur Verfügung. Die Versicherungen erfahren nichts davon, wer sich beraten lässt.

HÄTTEN SIE'S GEWUSST?

Bundesweit gibt es schätzungsweise mindestens **70 000 Selbsthilfegruppen.**

Darin treffen sich etwa **3,5 Millionen Menschen** regelmäßig, um sich gegenseitig zu unterstützen. Tendenz steigend.

Die **Corona-Pandemie** hat vor allem bei den digitalen Gruppentreffen für regen Zulauf gesorgt.

Nach Schätzungen besucht etwa **jede zehnte Person** im Lauf ihres Lebens mindestens einmal eine Selbsthilfegruppe – als Betroffene oder Angehörige.

Hilfe

Adressen

Offizielle Ansprechpartner

Betreuungsgericht
Zuständig ist das örtliche Amtsgericht, in dessen Bezirk die betroffene Person ihren ständigen Aufenthalt hat. Datenbank.
justizadressen.nrw.de/de/justiz/suche

Betreuungsbehörde
Datenbank der Stiftung Warentest mit allen Betreuungsbehörden. Klicken Sie im Inhaltsverzeichnis auf „1.4 Betreuungsbehörde finden".
https://test.de/Gesetzliche-Betreuung-Das-sollten-Sie-wissen-5495711–0/

Betreuungsverein
Leider keine Datenbank. Bitte suchen Sie im Internet nach den Stichworten „Betreuungsverein + Wohnort", oder fragen Sie bei der Betreuungsbehörde nach den anerkannten Vereinen in der Kommune.

Beratung & Hilfe

Allgemeiner Sozialer Dienst
Häufig angesiedelt beim Jugendamt. Hilfe für Menschen in schwierigen Lebenslagen.

Notar finden
Datenbank der Bundesnotarkammer.
notar.de

Pflegestützpunkt vor Ort finden
Bundesweite Datenbank des Zentrums für Qualität in der Pflege.
zqp.de/beratung-pflege

Sozialpsychiatrischer Dienst
Häufig angesiedelt beim Gesundheitsamt. Suche unter https://tools.rki.de/plztool. In Bayern und Baden-Württemberg vorrangig in Trägerschaft der freien Wohlfahrtspflege.

Unabhängige Patientenberatung
patientenberatung.de
Tel. 0 800/0 11 77 22

Verbraucherzentralen der Länder
verbraucherzentrale.de

Wohlfahrtsverbände

Die Freie Wohlfahrtspflege gilt als eigenständige Säule des deutschen Sozialstaats. Die Verbände arbeiten unabhängig und gemeinnützig. Beratungen sind kostenfrei.

Arbeiter-Samariter-Bund
asb.de

Arbeiterwohlfahrt Bundesverband
awo.org

Bundesarbeitsgemeinschaft der Freien Wohlfahrtspflege
bagfw.de

Caritasverband
caritas.de

Deutsches Rotes Kreuz
drk.de

Diakonie Deutschland
diakonie.de

Islamischer Wohlfahrtsverband An-Nusrat
an-nusrat.de

Johanniter-Unfall-Hilfe
johanniter.de

Malteser Hilfsdienst
malteser.de

Paritätischer Wohlfahrtsverband
der-paritaetische.de

Volkssolidarität Bundesverband
volkssolidaritaet.de

Zentralwohlfahrtsstelle der Juden in Deutschland
zwst.org

Selbsthilfe & Foren Netzwerke

Bundesarbeitsgemeinschaft für Selbsthilfe
bag-selbsthilfe.de

Bundesnetzwerk Bürgerschaftliches Engagement
b-b-e.de

Bundesverband der Angehörigen psychisch erkrankter Menschen
„SeeleFon“: 02 28/71 00 24 24
Beratung: seelefon@psychiatrie.de
Informationen: bapk.de

Nakos – Nationale Kontakt- und Informationsstelle zur Anregung und Unterstützung von Selbsthilfegruppen
nakos.de

Pflegen und Leben
Psychologische Onlineberatung, auch für ehrenamtliche Betreuungspersonen.
pflegen-und-leben.de

Telefonseelsorge der christlichen Kirchen
telefonseelsorge.de
Tel. 0800/1110111 und 0800/1110222

Foren

Diskussionsforum für Betreuende, Betreute und Angehörige
forum-betreuung.de

Fachforum zum Thema Betreuung von, für und über Rechtspfleger
Normalbürger dürfen lesen, aber nicht schreiben.
rechtspflegerforum.de/forumdisplay.php?6-Betreuung

Ratgeberforen zum Thema Demenz
wegweiser-demenz.de

Sonstige Verbraucherhilfe

Allgemeine Verbraucherschlichtungsstelle
verbraucher-schlichter.de

Bundesamt für Familie und zivilgesellschaftliche Aufgaben
bafza.de

Bundesministerium für Justiz
Unter „Publikationen" finden Sie unter anderem Gratisformulare zur Erstellung von Vollmachten oder einer Betreuungsverfügung.
bmj.de

Gesundheitsinformationen des Bundes zu den wichtigsten Erkrankungen
gesund.bund.de

Pflege-Dschungel – Blog und Hilfe
pflege-dschungel.de

pro familia
Gemeinnütziger Verein für eigenverantwortliche Familienplanung und selbstbestimmte Sexualität, der online und vor Ort Beratungen anbietet.
profamilia.de

Regelungen zu Betreuungsrecht und Vollmachten in anderen Ländern
internationales-betreuungsrecht.de

Robinsonliste
Briefkastenwerbung abbestellen.
ichhabediewahl.de/?cid=39

Stichwortverzeichnis der Bundesnotarkammer zu den Themen Betreuung und Vollmachten
vorsorgeregister.de/hilfe/glossar

Zentrales Vorsorgeregister der Bundesnotarkammer
vorsorgeregister.de

Checkliste

Zu Beginn der Betreuung

- ☐ Klären, ob dringende Entscheidungen zu fällen sind.
- ☐ Kranken- und Pflegeversicherungsschutz prüfen und, falls nötig, organisieren.
- ☐ Akte anlegen mit wichtigen Daten zur Person und zur Betreuung.

Danach für alle Betreuungen:

- ☐ Klären, wo sich Versicherungskarte, Impfausweis und Bonusheft zur Zahnprophylaxe befinden. Am besten von allem eine Kopie anfertigen.
- ☐ Zuzahlungsbefreiung prüfen.
- ☐ Vermögensverzeichnis anlegen.
- ☐ Wichtige Urkunden und Wertgegenstände sichern.
- ☐ Sach- und Haftpflichtversicherungen prüfen. Bei Bedarf kündigen, aufstocken oder neu abschließen.
- ☐ Leistungsansprüche prüfen, vor allem bei Pflege- und Rentenkasse, Sozialamt und Wohngeldbehörde.
- ☐ Falls der Personalausweis nicht mehr aktuell ist, neu beantragen.
- ☐ Alle wichtigen Beteiligten über die rechtliche Betreuung informieren, vor allem Behörden, Banken, Versicherungen und gegebenenfalls Vermieter oder Mieter. Angehörige nach Absprache informieren.

Je nach Aufgabenkreis:

- ☐ **Finanzen.** Bankvollmachten, Dauer- und Freistellungsaufträge prüfen, bei Bedarf ändern oder löschen. Wo sind EC- und Kreditkarten? Steuerbelange prüfen. Ist das Vermögen sinnvoll angelegt? Gab es in letzter Zeit ungewöhnliche Geldbewegungen? Bei Bedarf Plan zur Reduzierung von Schulden erstellen. Gegebenenfalls Sperrvermerke* einrichten lassen.
- ☐ **Gesundheit.** Zu Ärztinnen, Ärzten und Pflegepersonal Kontakt aufnehmen. Bei Bedarf Pflegegrad und höhere Pflegeleistungen beantragen.
- ☐ **Wohnen.** Aktuelle Wohnsituation prüfen. Wäre ein Umzug sinnvoll? Wie müssen Haustiere versorgt werden? Nebenkosten, wenn sinnvoll, reduzieren. Versicherungen, Abos und Mitgliedschaften prüfen, bei Bedarf ändern oder kündigen. Befreiung vom Rundfunkbeitrag sowie Sozialtarif beim Telefonanbieter, wenn berechtigt, beantragen.
- ☐ **Sonstiges**. Prüfen, ob Gerichtsverfahren anhängig sind, gegebenenfalls Unterstützung suchen.

* Einen Sperrvermerk müssen in der Regel nur nicht verwandte Betreuungspersonen einrichten. Sie haben dann nur beschränkt Zugriff aufs Vermögen.

Musterschreiben

Bericht über die persönlichen Verhältnisse (Jahresbericht)

Name und Kontaktdaten des Betreuers/der Betreuerin:

____

Aktenzeichen des Betreuungsverfahrens: ____________________

Datum: ______________

Bericht über die persönlichen Verhältnisse von:

____

(Name und Geburtstag der betreuten Person)

für die Zeit vom ______________ bis ______________

Aktueller Aufenthaltsort:

____

(Wohnung/Klinik/Heim/gleiche Adresse wie Betreuungsperson? Adresse angeben.)

Aktueller Gesundheitszustand:

____

(körperlich, geistig, emotional, erfolgte oder geplante Behandlungen)

Der körperliche und geistige Zustand der betreuten Person hat sich im Berichtszeitraum:

☐ verbessert. ☐ verschlechtert. ☐ nicht verändert.

____

(Beschreibung)

Persönliche Betreuung.

Ich treffe die betreute Person:

☐ nach Bedarf, mindestens aber______________

☐ vierteljährlich. ☐ monatlich. ☐ wöchentlich oder häufiger.

☐ täglich im gemeinsamen Haushalt.

Die letzte Begegnung mit der betreuten Person fand statt am __________

Ich konnte mich dabei vergewissern, dass die betreute Person mich:

☐ versteht. ☐ teilweise versteht. ☐ nicht versteht.

Zusätzlich besteht Kontakt per:

☐ Brief ☐ Telefon ☐ E-Mail ☐ Messenger

mit: ☐ der betreuten Person ☐ dem Pflegeheim ☐ der Klinik

☐ dem Pflegedienst ☐ der privaten Pflegekraft

☐ behandelnden Ärztinnen und Ärzten:

☐ Angehörigen:

☐ weiteren Personen:

Die betreute Person: ☐ kann keine Wünsche äußern.

☐ wünscht sich Folgendes:

Ich habe folgende Bedürfnisse festgestellt:

Den Wünschen und Bedürfnissen konnte ich:

☐ nachkommen. ☐ nicht nachkommen, weil:

Die betreute Person: ☐ arbeitet mit mir zusammen.

☐ ist zur Zusammenarbeit nicht in der Lage, weil:

☐ ist nur bedingt zur Zusammenarbeit willens, und zwar:

☐ Ich habe dazu beigetragen, dass Möglichkeiten genutzt wurden, eine Krankheit oder Behinderung der betreuten Person zu beseitigen, zu bessern, ihre Verschlimmerung zu verhüten oder ihre Folgen zu mildern, indem ich:

Vermögenssorge. (Sofern als Aufgabenkreis vorhanden.)

☐ Die Rechnungslegung ist beigefügt.

☐ Ich bin von der Rechnungslegung befreit.

☐ Eine neue Vermögensübersicht ist beigefügt, wie angefordert.

Ein Taschengeldkonto ist: ☐ vorhanden. ☐ nicht vorhanden.
Es wird geführt von:
☐ mir. ☐ der betreuten Person. ☐ der Pflegeheimleitung.

Der Bestand auf dem Taschengeldkonto beträgt zum ______________
insgesamt ____________ €. Ein Nachweis ist beigefügt.

☐ Ich habe mich davon überzeugt, ob das Taschengeldkonto nur für die betreute Person entsprechend ihrer Wünsche verwendet wird. Der Nachweis wird ordnungsgemäß geführt.

Unregelmäßigkeiten:
☐ habe ich nicht festgestellt. ☐ werden gesondert mitgeteilt.

Erforderlichkeit der Betreuung.
Nach meiner Einschätzung ist die rechtliche Betreuung auch weiterhin mit dem/den bisher angeordneten Aufgabenkreis(en)
☐ erforderlich.
☐ nicht mehr erforderlich und kann aufgehoben werden.

____

(Begründung)

Die bisherigen Befugnisse: ☐ sind ausreichend.

☐ müssen erweitert werden um:

____

(Begründung)

☐ können eingeschränkt werden auf folgende Bereiche:

____

(Begründung)

Schwierigkeiten in der Betreuung haben sich:
☐ nicht ergeben. ☐ ergeben:

____

Ich versichere die Richtigkeit und Vollständigkeit meiner Angaben.

____

(Datum und Unterschrift mit vollständigem Namen)

Stichwortverzeichnis

Die Stiftung Warentest wurde 1964 auf Beschluss des Deutschen Bundestages gegründet, um dem Verbraucher durch vergleichende Tests von Waren und Dienstleistungen eine unabhängige und objektive Unterstützung zu bieten.

Wir kaufen – anonym im Handel, nehmen Dienstleistungen verdeckt in Anspruch.

Wir testen – mit wissenschaftlichen Methoden in unabhängigen Instituten nach unseren Vorgaben.

Wir bewerten – von sehr gut bis mangelhaft, ausschließlich auf Basis der objektivierten Untersuchungsergebnisse.

Wir veröffentlichen – anzeigenfrei in unseren Büchern, den Zeitschriften test und Finanztest und im Internet unter www.test.de

Die Autoren

Marina Engler arbeitet freiberuflich als Journalistin für Wissenschafts- und Verbraucherthemen. Sie schreibt unabhängig für verschiedene Magazine in Deutschland, unter anderem auch für Finanztest.

Dr. Kai Nitschke ist Betreuungsrichter in Hamburg. Vor seiner richterlichen Tätigkeit hat er als Rechtsredakteur für Finanztest gearbeitet.

1. Nachdruck

Stiftung Warentest
Lützowplatz 11–13
10785 Berlin
Telefon 0 30/26 31–0
Fax 0 30/26 31–25 25
www.test.de
email@stiftung-warentest.de

USt-IdNr.: DE136725570

Vorstand: Hubertus Primus
Weitere Mitglieder der Geschäftsleitung:
Dr. Holger Brackemann, Julia Bönisch, Daniel Gläser

Programmleitung: Niclas Dewitz

Autoren: Marina Engler, Dr. Kai Nitschke
Projektleitung: Ursula Rieth
Lektorat: Stefanie Barthold
Korrektorat: Christoph Nettersheim

Fachliche Unterstützung: Ute Göckler und Claudia Rey, Cura Betreuungs- und Vormundschaftsverein, Berlin; Simone Weidner, Finanztest
Titelentwurf: Josephine Rank, Berlin
Layout: Büro Brendel, Berlin
Grafik, Satz, Bildredaktion: Anne-Katrin Körbi
Bildnachweis: goodluz/stock.adobe.com (Titel); Gettyimages: 8, 3 oben; 2 unten Kathleen Finlay; 28 Andrea Kamal; 32 Malte Mueller; 56, 2 oben James O'Neil; 84 RUNSTUDIO; 110 Jacky Parker Photography; 128 Björn Reiss/EyeEm; 146 shapecharge; 146 Hinterhof Produktion
82 Thomas Mayer
Infografiken/Diagramme: Florian Brendel

Produktion: Vera Göring
Verlagsherstellung: Rita Brosius (Ltg.), Romy Alig, Susanne Beeh
Litho: tiff.any, Berlin
Druck: DCM Druck Center Meckenheim GmbH

ISBN: 978-3-7471-0517-7

Wir haben für dieses Buch 100 % Recyclingpapier und mineralölfreie Druckfarben verwendet. Stiftung Warentest druckt ausschließlich in Deutschland, weil hier hohe Umweltstandards gelten und kurze Transportwege für geringe CO_2-Emissionen sorgen. Auch die Weiterverarbeitung erfolgt ausschließlich in Deutschland.